中医的哲学困境

——由腹针经络研究引发的几个哲学话题

主　编　薄智云

中国中医药出版社

· 北　京 ·

图书在版编目（CIP）数据

中医的哲学困境：由腹针经络研究引发的几个哲学话题/薄智云主编 . —北京：中国中医药出版社，2016.7

ISBN 978-7-5132-2463-5

Ⅰ . ①中… Ⅱ . ①薄… Ⅲ . ①中医学—医学哲学—研究 Ⅳ . ① R2-02

中国版本图书馆 CIP 数据核字（2016）第 079358 号

中 国 中 医 药 出 版 社 出 版

北京市朝阳区北三环东路 28 号易亨大厦 16 层

邮政编码 100013

传真 010 64405750

廊坊市晶艺印务有限公司印刷

各地新华书店经销

*

开本 710×1000 1/16 印张 15 字数 188 千字

2016 年 7 月第 1 版 2016 年 7 月第 1 次印刷

书号 ISBN 978-7-5132-2463-5

*

定价 38.00 元

网址 www.cptcm.com

自 序

我认识哲学是从信息论、控制论和系统论开始的。

1983 年前后，随着电子技术的进步，中医也开始借助现代的科技手段进行耳穴诊断的尝试。一个偶然的机会获悉河南省邮电研究所高级工程师郭英峰是这项技术的发明人，因此参加了耳部信息诊断的培训。

"信息是客观存在的变量状态"，"信息的研究对象是研究信息的产生、存储、传输、变换、显示、识别、反馈等"……一系列新的概念与名词，改变了自己对传统中医与西医的看法：明白原来生命可以从信息论、系统论和控制论的角度进行解读。而且，新的视觉角度并不影响中医的整体性，反而更容易被人们所理解。

1971 年医院领导安排带徒，1986 年开始全国讲学，同时向其他专家请教。当老师获取知识的途径有益于自己的进步，何乐而不为呢？！但当个好老师并不容易，只能不停地学习新的知识——耗散结构理论、协同论、突变论、模糊理论等新的理论。这些理论对针灸和腹针的研究也大有益处。慢慢地，学习新知成为一种自觉。

国内的讲学与学术活动拓宽了自己的视野，而西方哲学则提供了一种新的认识世界的工具，这对中医与腹针的再认识有很大的帮助。关于"生物医学模式向生物心理社会医学模式的转变"，是在1986年的《中国哲学年鉴》里读到的，这使我顿开茅塞，于是开始关注对老年病、慢性病的研究。而今腹针在国内外推广的项目，也都是80年代末期到90年代初期的成果，且与当时学习哲学有关。

1980年到1990年，应当是自己学术思想的成熟期。那时读书涉猎广泛，学术界交往颇多，各种新知识、新疗法学习也较多。受父亲的学术思想与许多针灸界老前辈严谨的治学态度的影响，我发表的论文几乎没有不被采用的，自信心越来越强。

由于自己在西医综合医院工作，习惯了中西医之间的沟通，便知道如何与欧洲的西医进行交流。在腹针的研究中，我已经考虑到了"标准化、规范化、条理化和可重复性"等有关技术要素，打开了中医走向世界的快速通道。

在系统构建的过程中，腹针是建立在中医的理论指导下、西方的科学知识与技术规范要求的基础上，形成的成熟度高、安全、快速、高效的针灸方法。因此，腹针推广几十年来，从来不介意国内外西医的临床与理论的拷问。

比利时的普里戈金在"耗散结构理论"中提出："人类对客观事物的认识永远是无限的"。我自己认为用此来解释医学恰到好处，而韩非提出的"圣人不期修古，不法常可，论世之事，因为之备"其实也是同样道理。因此，我提出"腹针是永远能够不断满足临床需求的针灸方法"。与时俱进的意识不断增强，也为自己的学习提供了动力。

1992年发明腹针疗法后，经过两年的准备，1994年开始推广腹针并走向世界。一路走来虽然历经艰辛，但是由于自信，感觉中医真好，于是靠自己的一双手和几根银针，在清静的小路上，慢慢地向前攀爬。

"十年磨一剑"。2004年，经过十年的多学科研究，弥补了自己原有知识的不足，靠强大的多学科团队支撑构建了腹针的研究体系。而难得的是，各领域的专家也成为中医界不可多得的人才。"教学互长"在腹针的发展过程中体现得淋漓尽致，而自己也与半师半友的弟子们在学习与交流的过程中慢慢成熟起来。

哲学是永远的追问！

医学是知识不断更新的、永无止尽的、既古老又现代的、当代已经发展到人人需要关注的学科。因此，世界上最优秀的科学家都富集于和医学相关的领域，这无疑对中医来说也面临巨大的挑战。

腹针是针灸学科中一种新的针灸方法，作为创始人，我总希望自己历经四十余年研究的知识产品有更长的寿命，而不是昙花一现！因此，我更希望从哲学的层面给腹针以指导。

大约在 2010 年，我和中国社会科学院中医药事业国情调研组的张超中博士、张南教授和中医文化传播人赵中月作家，共同探讨了自己的想法，促成了 2011 年 6 月组织的第一期中医哲学沙龙。

随后大家感觉都还不错，认为可以通过腹针的哲学思考来抛砖引玉，深化哲学对中医的指导，后来又分别在几年中举办了许多期中医哲学沙龙的讨论。通过几次哲学界名家的参与，使自己对中国哲学的认识越来越深刻。大家共聚一堂集思广益，由中医提出问题，与哲学界的朋友共同讨论，一题一议的中医哲学沙龙方式得到了更多人的响应，推动着腹针研究向理性的方向延展！

中国哲学是"先行而后知"和"知行合一"的一门学问，而中医源于实践。中医为中国现代哲学提供了从实践到理论升华的强大支撑，而哲学又可以指导中医从临床实践中找出客观规律。因此，中国哲学与中医有着互为依存的关系。在现今信息化的时代，中医已经不是一个孤立的系统，而是在与西方医学交流的过程中，需要不断调整与完善的学科。

哲学界董光璧先生、周桂钿先生、李存山先生、牟钟鉴先生与王殿卿先生作为特邀嘉宾参加了中医哲学沙龙的讨论，他们以深厚的中国哲学素养，用哲学家的视野拓宽了人们对中医的再认识，对讨论的每个问题都从全新的角度进行了深入的解读。

中医哲学沙龙还请到许多不同领域的著名学者，参与了其中不同内容的专题讨论，如：中国少数民族文物保护协会常务副会长、东中西部区域发展和改革研究院院长、《国家智库》《中国智库》主编于今教授，东中西部区域发展与和改革研究院孙飞教授，盘古智库理事长易鹏先生，著名中医文化传播人田原先生，北京卫视"养生堂"的原制片人伍立先生、导演刘哲女士，《中国社会报》总编辑兼社长周蔚华教授。中国社会科学院邢东田教授为第三次中医哲学沙龙在中国社会科学院的召开提供了很多帮助，九层台书院李林董事长为第四次中医哲学沙龙提供了场地与帮助。诸多不同领域的学者及医学界的朋友参加了讨论，这使我们的讨论具有了更多的思想火花，推动了中医哲学思维的深入研究！

而旅居海外的王永洲教授、邵晓红教授等华人中医专家则从欧美等西方国家的医学角度提出了对中医的看法与期许，使我们可以站在国际的视野对中医进行思考。而广东省中医院杨志敏副院长每次都代表医院带队来参加沙龙，使中医哲学沙龙的关注度得到了很大的提升。

对于中医这样一个不断发展的系统，必须有多学科的参与和哲学界的关注才可能推动学科的进步。因此，中医哲学沙龙会长期地办下去。我们希望每位热爱中国传统文化的人对它进行关爱，因为中医文化渗透在中国人的生命基因中，渗透在生活中的方方面面，每个人都离不开中医哲学的生存智慧！

在此感谢参与每期中医哲学沙龙讨论的各位学者与专家，感谢广东省中医院的参与和支持，同时也感谢北京薄氏腹针医学研究院的同事，是你们的共同努力，使中医哲学沙龙办得越来越精彩！

作为中医哲学沙龙的发起人与召集人，我向关注中医哲学的每位学者致谢！并希望大家一如既往地支持中医的发展，因为，中医是中华文明的优秀代表与中华民族的守护神！许多国医大师都对中医哲学给予极大的关注，认为学习中医必须"文理通、医理通、哲理通"。而中医哲学沙龙为大家提供了一条捷径，可以用大众听得懂的语言，使大家慢慢地走进哲学。

此外，本书也记述了腹针疗法产生的思想基础，从中大家可以了解到腹针疗法背后的中医哲学和中国古代哲学、西方哲学、宗教哲学与印度哲学对腹针的指导，对大家进入腹针的学术思想体系大有裨益！

本书为中医哲学沙龙系列丛书的第一辑，在整理本书的过程中，林超岱教授及薄聪雁女士都进行了大量的文字工作，在此一并致谢！

薄智云

2015 年 12 月于北京

前 言

中国文化经过了百年历史沧桑。中医作为中国优秀传统文化的载体与实用科学，却存在边缘化的危机。

西方一元化的教育已经把人们的思想进行了较彻底的清洗，似乎科学性成为人们对真理判断的唯一标准。一部分中医人为了证明自己的科学性，艰难地奋斗了几十年，然而却很难得到西方医学的普遍首肯。

在医学领域，无论中医还是西医，都是运动员而不是裁判员，既不能用中医的标准对西医进行评价，也不能用西医的标准对中医进行评价。疗效应该是判断真理的唯一标准，中西医应当发挥各自的优势，最大化地解决病人的疾苦，满足人类健康对医学的需求。

有人认为中医不科学，应当取缔中医；有人打着中医的旗号坑蒙拐骗；有人批评搞得好一些的中医院中医西化等等，不停地对中医进行伤害。

中医是在中国古典哲学指导下形成的系统学科。我们举办中医哲学沙龙，就是期盼通过哲学对中医的审视为中医的原创性和"科学性"正名，为中医的健康发展提供正确的理论指导与思想方法。

中医是一种文化，是一门哲学，更是一门关爱生命的科学与救命治病的技术。我们从多维度去观察中医，会感觉到中医的伟大与神奇，而这些都是一个不断变化与进步学科的特征。因此，必须有更多的青年承担起学科发展的使命，才能使中医永葆青春！

世有万世不变之理，而无百世不变之法。中医哲学对中医的指导是永远不可能改变的，而具体治疗方法的进步则是必须的！古为今用在理，而洋为中用在法：这便是腹针几十年来走过的路。因此，我们每期中医哲学沙龙都会由大家选出一个热门话题，以腹针为主线，和哲学界与医学界的学者们共同进行探讨。

本书是由中医哲学沙龙四期而集锦成为第一辑。中医哲学是一个庞大的历史命题，也是中医发展永恒的命题，只有更多的哲学界、文化界及医学界同仁的共同参与，才可能从中国文化与中国古代哲学中不断地发掘中华民族的智慧，使中医成为永远充满活力的伟大医学。因此，我们希望通过沙龙的形式起到抛砖引玉的作用，为中医哲学系统的构建尽一份绵薄之力！

希望在下一辑中，由于大家的共同参与更精彩！

编　者

2016 年 6 月

目 录

中医哲学沙龙第一期

时间：2011 年 6 月 19 日下午

地点：北京德胜饭店二层会议室

参加者（以发言先后排序）

赵中月：中国医药科技出版社首席策划，中医文化传播人，作家

薄智云：腹针发明人，中国针灸学会腹针专业委员会主任委员，北京薄氏腹针医
　　　　学研究院院长，广东省中医院腹针研究所所长

张　南：中国社会科学院中医药事业国情调研组执行副组长，研究员

邢东田：中国社会科学院中医药事业国情调研组执行副组长，研究员

杨志敏：广东省中医院副院长，教授，博士生导师

老膺荣：广东省中医院名医工作室主任，主任医师，中医学博士

张超中：中国社会科学院中医药事业国情调研组执行副组长，研究员、哲学博士

颜　芳：广东省中医院中医经典临床应用研究基地（芳村分院）主任，副主任医
　　　　师，中医学博士

张红林：北京中医药大学针灸推拿学院教授

于　今：东中西部区域发展和改革研究院执行院长

孙　飞：东中西部区域发展和改革研究院副院长，教授

葛　亮：中国社会科学院中医药事业国情调研组

赵中月：我们发起这次中医哲学沙龙有一个缘起，我先介绍一下薄氏腹针，以及它带给我本人的一些观感和启发。2009 年在柳州，薄智云教授在那里搞现场临床教学，我们在宾馆做了一次小谈，又观摩了临床过程。当时我凭直觉就意识到，这已经不仅仅是形而下的医术问题了，他的理论还折射着后面很深厚的背景，也含有东西方文化的比较与融和，这一点引起了我的兴趣。

后来他告诉我，人体腹部有一个先天经络，肚脐（神阙）就是一个生命的原点，这里隐含着人体的一个"全息图"，为了更有效地调动这个原点，他在中医的藏象学说的基础上应用了西方科学的信息论和系统论，从而达到对疾病、对生命体的重新解读和应对。也就是说，薄教授的思维方式引起了我的注意，而思维方式问题又与哲学背景相关，因此，我们去年在北京市吉林大厦与社科院哲学所的张南教授、张超中博士做了一次小范围的聚谈，感到中医哲学问题已不仅仅是一个学术问题，对于当下的中医学发展、对于中医临床，乃至对于人们的生命和生活观念，都有其不可或缺的指导意义。

薄智云教授通过他的腹针理论给我们提供了一个新鲜的视角，今天到会的有哲学界、文化界、中医界的专家、学者，各位不妨从这一视角出发，从不同的专业背景来观照、来阐释这一问题，提供一些有价值的思想资讯，对中医哲学的发展有所促进。

下面先请薄智云教授做一个主题发言。

薄智云：我发言的题目是"从腹针的研究谈中国哲学对中医发展的社会价值"。真正谈到社会价值，谈的不是太多，就是把我们的思想方法给大家做一个汇报！

中医是在经验医学的基础上，经过中国古典哲学的提炼与升华而形成的自然科学。首先给一个定位，为什么叫中医哲学？因为中医的形成过程中间必须经过这么一个阶段，所以我们说，中医的发展与创新离不开中国古典哲学的指导，在思想方法上不能背弃中国传统文化的人文精神，这些是需要在做中医研究和发展过程中间必须注意的。下面我从几个方面来谈一下。

中国文化具有极大的包容性，"择其善而从之"是中国人文思想的核心，吸纳西方哲学思想为我所用是腹针疗法的基本思路。我在研究过程中间接纳了一些西方哲学的思想为我所用，但是以中国古典哲学为主体，也就是以东方哲学为主体，西方哲学为补充，这样构建的中医哲学系统才是更先进的系统，就是1+1大于2。我们中国文化具有极大的包容性，"择其善而从之"，就是把西方好的东西纳入到我们体系当中，这样才能让中国文化做得越来越厚实。

第一个问题，什么是生命科学？

从本源入手是研究一切自然科学的方法，讨论医学也必须从源头谈起，所以先简单地把什么是生命科学做一个解释。

佛说，生、老、病、死是一个轮回，万载不竭；《黄帝内经》说，顺应天时才能颐养天年；西方科学家说已经完成了人类基因图谱的研究；最近还有报道说，英国在十年以内长生不老药就要面世。怎么看待这个问题？佛讲的是生命变化的规律；《黄帝内经》讲的是延长生命的方法；现代科学家研究的是人类遗传过程中影响遗传变异的因素，对生命来说仅是一个片段；而长生不老药是古老童话的新版本，我不相信有这个存在。

其实对这些问题需要做还原的思考，是达尔文思考的问题，也是人类产生的悬疑。人类到底是怎么产生的？老子解释不清楚，秦始皇也只是对长生不老非常关注，道家炼丹术上千年的求索，都是想解决长生不老的问题，其实不太容易。

中国文化对生命的认识，认为生、老、病、死是一切生物的基本规律。我们把生、老、病、死贯穿生命中的现象进行一个剖析，生、老、死这是一个自然规律，病并不一定是一个规律，所以病它是一个外因，由于病的影响，你的轴线可以拉长也可以缩短，如果得病得的越早，那么寿命就越短了；如果得病晚一点，轴线就拉长了。我们说生、老、病、死，病其实它是一个影响生命的可变因素，其实医学要解决的就是这个问题。

首先我们把它的位置定在哪儿先搞清楚。我说疾病可以使生命的规律发生改变。大家一直讲生、老、病、死，其实对于很多的人来说，由于疾病的影响，就是生与死，他有老的过程没有啊？没有。有的二十几岁、三十几岁就死掉了，所以老不一定能参与其中。疾病呢，既可以改变生命的规律还可以影响生命的质量。由于疾病的影响，虽然你也老了，但是带病延年，不是偏瘫半个身体活动非常困难，就是只能躺在床上靠着呼吸机维持生命，这种生命质量就大大下降。

对于疾病对生命的影响，两千年以前的《黄帝内经》已经有深入的研究，认为还有第三种情况，但是是有附加条件的，你注意养生那么也可以尽享天年，无疾而终。说明生命的最佳状态是：生、老、死，没有任何疾病才能享受生理年龄。大家看到每个国家都有130～140岁的老寿星，最大的可能是英国的一位，活了180多岁，这些人都是无疾而终。《黄帝内经》教给我们的方法很多，如"正气内存，邪不可干"，"精神内守，病安从来"等。

对于影响生命可变因素的认知，中医的病因学说是中医的模糊分类学，将它归纳为内因、外因、不内外因，我觉得它符合生命特征，对医学的发展具有长远的意义。这种思想方法对现在和将来都会有指导意义。

我们说生命本身是复杂因素不断影响与变化的系统，简单地说，人体的功能是随着生命的不同阶段而不断变化的系统，人的变化受生理功能的影响。可以把人分成四个阶段：未来人（孕期发育的阶段）、自然人（出生、生长、发育、学习基本生存知识与技能的阶段）、社会人（成年、服务社会、婚配、生育、教子、赡养老人、衰变的阶段）、家庭人（退休、养天年、蜗居的阶段）。

所以在不同的年龄阶段里边，在家庭与社会承担的角色不同，考虑的问题不一样，它的疾病谱就会有很大的差异。孔子曰："三十而立，四十而不惑，五十而知天命，六十而耳顺"，是对人生的总结，其实更是对社会人精神不断变化的精辟概括，讨论的是精神层面的东西，而精神因素也是疾病的诱因。30岁的人思想有压力，可能是工作、婚姻和孩子的教育问题，而60岁的人思想有压力，可能是健康、养老的问题，完全是两码事，但这些也是医学考虑的范畴。

大家讲："60 岁以后，官大官小一个样；70 岁以后，有钱没钱一个样；80 岁以后，男人女人一个样。"讲的是家庭人的不同阶段。

什么是家庭？家庭是由异性构成的保证物种延续与满足生理需求的系统，是社会的最小单元的细胞，而社会是由无数类文化种群的家庭构成的组织机构。

第二个方面，中医是整体医学。

前面是我对人的认识和对疾病的认识，在这个基础之上，再谈谈我们腹针疗法对人体生理学的认识。

腹针疗法发现了先天经络系统，完善了脏腑经络理论。

过去中医理论里说脏腑经络，是指五脏六腑与人体的十二条正经和奇经八脉。但是腹针的研究发现，除了脏腑经络以外，还有一个先天经络系统。脏腑和经络是怎么形成的？我们中医讲经络是运行气血的通道，那么经络的形成要比人体、比脏腑还要早。人体最早的运行气血的通道发生在胚胎期，胎儿在母体内是通过脐带汲取母体的气血向胚胎输送营养逐渐成形的，以神阙为中心形成的向全身提供营养物流的网络是人体最早的一个经络，构建了脏腑、经络、气血运行的思维模型。大家讨论说中医理论，其实先有了思维模型才形成理论。我认为先构建了一个思维模型，同时找到了调节这一系统的方法，所以还原了中医的理论，根据生命的特点建立中医的生理学。

中医一直在讲知常达变，什么是常？就是正常的生理学。但是在目前中医系统里边有没有？没有。所以其实这个系统，虽然我仅仅是发表了一篇文章，但是它是中医生理学，这个腹针疗法里面已经有了。我送给大家一本书，里面有详细的东西。

中医的生理学是什么？我们人就是一个动态的系统，有发育期、成熟期、衰老期，不同阶段有不同的生命特点。婴幼儿、少年时期都是生命的发育阶段，在不同的年龄段都会有不同的疾病特点；天癸至标志着生殖系统的发育完成进入人体的成熟期，而且随着参与社会活动与承担社会责任的增加，疾病也产生变化。当人体进入更生期标志着人体进入衰老阶段疾病的类型，也随着年龄而变化。因此，脏腑经络是随着年龄而不断变化的系统，这就是给中医学引申进来一个新的理念。

第三个方面，谈一下腹针的现代化。

我利用西方科学方法使中医的知识清晰化，提出了处方标准化、操作规范化、辨证条理化。其实在形成这个标准化、规范化、条理化过程中间，受到了中医中药学的影响。大家一说标准化就以为是西方的东西，其实不对。我们中医的标准化已经有两千年的历史了，中药是药材，但是中成药是药品，我们有很多丸、散、膏、丹的药品，既然形成产品就有标准。每个丸药的重量是多少，有几味中药组成，每味药的剂量、炮制方法，都有严格的规定，那些就是标准化。所以我们说中医的标准化比西方要早好多年。针灸的穴位标准，宋代的铜人就是考试使用的标准化模型，已经用了好几百年了。所以我做的系统是把这个还原到原生态的中医系统中去。

操作规范化是建立在处方标准化基础上的操作系统。为了保证标准化得到实施，必须制订相应的技术流程，这个流程应当是为了提高临床疗效而确定的必须遵守的一些要求，是提高临床可重复性的重要举措。由于和疗效相关，所以大家在操作的过程中就能自觉遵守。这么多年我在西方十多个国家讲学，因为腹针具有处方标准化、操作规范化的特点，所以没有哪个国家的西医认为针灸不科学，因为只要具有可重复性便是科学的医学了。

辨证条理化是在标准化基础上的深入研究，受到了中药处方辨证加减的影响。一种疾病一个处方这个容易做到，可以解决疾病的共性问题。但是同样一种疾病，每个病人的临床表现不一样，必须把经常出现的症状进行归纳，使处方具有个性化治疗的特点。中药处方是在原处方的基础上进行辨证加减，腹针也是在同样的处方上辨证加减，这就是腹针的辨证条理化。因此，它是原汁原味的中医方法与理念。

第四个方面，谈一下腹针对中国古典哲学的应用与借鉴。

对中医传统理论与方法的深度发掘，依托实证医学的理念在临床寻找切入点。我认为中医是实证科学，西方是实验科学。我们通过临床的疗效对它进行证明，而不是杀几个小耗子观察过程。我们注重结果，忽略过程。但是西方是注重过程，虽然它也注重结果，但它的那种结果有很多的不稳定性。这就是我对中医和西医，从哲学方面进行的理解。

什么是医学？医学是滞后于临床需要的学科。它就是这么一个特点。所以我们必须建立在了解西方医学水平的基础上，寻找西方医学的薄弱环节进行研究，这就是我的一些研究的思想方法。

我首先承认自己的不足，我们中医发展得好不好？不能看一两个人的水平，要看整体，整体不是太满意，所以我们承认不足，承认不足才能想办法发展自己。

寻找方法，弥补漏洞，体现价值。弥补什么漏洞？我们进行标准化、规范化研究提高人才的整体素质和水平，提高可重复性就是寻找方法来弥补中医从业人员水平参差不齐的漏洞。我们要做西医做不了的疾病，是修补医学的漏洞。它做得好的疾病就让它做，它做不了的疾病我们再做，在修补漏洞的同时也体现了中医的自身价值。

很多西方人说中医是补充医学，大家很多人不高兴。其实补充医学没有什么不好。你做不来，我们给你做补充，这个东西没有什么不好，说明我们有自己的高度。我们人很有限，我们从业人员的数量没有他们多，在国内中医从业人员大约相当于西医的十分之一，如果在全世界，我们的人员不知道有没有百分之一。所以我们能做一些他们做不来的，更能体现价值。这就是我有别于大家的不同想法。

在形成自己学术思想过程中，我受到了徐悲鸿的影响。徐悲鸿大师曾经在 1924 年还是哪年，他在法国留学的时候曾经写过这么一段话："古法之佳者守之，垂绝者继之，不佳者改之，未足者增之，两方画之可采入者融之"，他的哲学理念对现在仍然有很大的启迪作用。

13世纪的印度宗教学家商竭罗讲："理论的目的是为了实践，一个成功理论的首要任务，便是实践的切实奉行。"中医理论的价值所在就是指导临床。能指导临床的就对它肯定，不能指导临床的就给悬疑了。这样慢慢地才能使经过确认的理论对临床指导意义更明确。所以，研究过程中间要注重对中医理论的完善和对临床的指导。

强调在方法学上选择先进的方法，在理论的价值研究上依托古人的智慧。方法学越新越好，但是我的理论支撑还是植根于中国古典哲学、中医基础理论。

关于文明的碰撞与思想方法的互补，东西方文明都是人类文明，文明冲突不可避免。文明冲突论是在1993年的时候美国哈佛大学的亨廷顿教授提出的，认为未来世界的冲突主要是文明的冲突。其实现在的文明冲突是西方文明和伊斯兰文明的冲突。下一步，如果他们化解以后，可能东方文明和西方文明发生冲突。但是怎么样化解？这不是我想的事，应该是中国哲学家做的工作。

但是面对疾病对人类的危害，中西医可以在思想方法上优势互补。文化上会发生碰撞，但是在医学上可以互补。

所以我就觉得抱残守缺不符合中国传统的人文精神，而民族虚无缺乏对中国传统文化与哲学的深度了解，它淡忘了中国文化的优秀。

不同的文明形成的医学有文化差异但不存在差距。

中医是横跨自然科学与社会科学两类科学领域的学科，用单一的思想方法，难以对中医的问题进行完整的解释。即使是对自然科学的研究，在不同的问题上可以采用不同的哲学方法。

整体观、恒动观、时空观是中国哲学的思想方法。因此，人们也把中医称为整体医学；在中医理论中强调的阴阳平衡是指人体内在的动态平衡，是处于不断运动与变化之间的非平衡适度稳态；时空观是中医把生命现象的观察置于自然的空间与时间中，使人体的复杂巨系统得到全面的了解。多视角、多层次、多中心是西方可互补的哲学手段。

第五个方面，谈一下腹针的临床关注点。

其实它也是社会价值，我关注什么？要解决常见病、多发病的关键问题，最大化地扩大中医的受益人群。我的研究在二十年以前已经完成了对它的研究，从1994年开始进入了推广。在最近这么多年里，培养了国内外大概五千个学生，为人类的健康提供最基本的保障，让中医对人类的健康做出更大的贡献。我的关注点是在常见病、多发病，我们的疗法是非药物疗法，它是绿色的、不消耗资源的治疗方法。

其次，解决未来社会的健康问题，未雨绸缪，抢先占领医学制高点，对未来疾病进行深入的研究和探索，建立符合人类健康发展的系统。我现在做的一些工作，不是为现在做的，而是为二十年以后做贡献。对老年病的研究从去年就拉开了，这个其实得益于广东省中医院对我工作的支持。二十年以后中国是一个老龄社会，靠药物可能不太容易了，所以怎么样最大化地节省资源、解决将来的社会问题，这是我想做的。

第三个，解决临床各学科的难点，提高中医在西方现代医学中的科学价值。我的关注点在心脏科、脑血管科、妇科、骨科等各个学科领域里边的，看他们学科里边有什么问题，我们可以进行一些深度的开发，最后形成以中医西医并重、中西医整合为补充的现代中国临床系统。将来中医的目标不是培养外国人，而让中国的西医掌握更多的中医的方法，让我们中国的西医掌握中医的技术，提高大家的水平，会改变我们中国的医疗状态。构建不断完善与发展的自我创新知识产权系统，不能够满足于一时的得失。为中华民族的振兴与文化复兴做出贡献，推动人类社会的进步，是我下一步的想法。

所以，我采取了什么方式？

一，传承是中医一脉相承的基本方法

这么多年来，我带了一大帮徒弟，一共三十多个徒弟了，国内、国外的都有。通过口传心授的方法，把中医的学术思想传承下去，培养了一批中医界的高端人才。

二，创新是中医永恒的主题

医学要不断进步，中医不能不发展，我们必须不断地研究。我们在广东省中医院的最近这几年，开了三十多个课题，这些都是针对需要解决的临床问题设立的，同时也构建了预防、保健系统。

三，现代化是中医的生命

为什么这么说？因为中医有古代中医、有现代中医。如果我们现代的中医依然把自己的水平停留在中古时期，与时代脱节，则满足不了时代的需要，我们这个学科就会被摒弃了。物竞天择，适者生存，这是我们必须要注重的。

四，国际化是中医发展的战略目标

中医不能仅仅只影响中国，中国占人类人口的四分之一，对世界最大的贡献，一个是中国饮食文化，第二个是中医药。因为中医药能够对人类健康做出贡献，我觉得这块儿我们必须做得更好，才可能使中国文化更有影响力，中国文化是优秀的文化，靠什么彰显？我觉得中医是很大的一部分。从1999年开始，我一直在进行这方面的工作，到西方去进行传播。

传承、创新、现代化和国际化是科技部提出的到2050年中医药的发展纲要，是中医药发展的战略目标。

在中医哲学的指导下，腹针疗法于1992年完成了传承、创新与现代化的研究，形成了处方标准化、操作规范化、辨证条理化的系统，比国家中医药管理局2001年提出的开展标准化的研究提前十年完成。我们到2050年的目标，1999年开始已经全部实施了，传承、创新、现代化、国际化，我们将沿着中医的战略目标坚持下去。

第六个方面，谈一下在中医哲学指导下的腹针的知识创新。

先天经络理论与西方第二大脑，他们认为腹部是第二大脑，我们的理论比他们早，它的科学价值在于完善了中医经络理论，发明了无痛针灸方法，推动了学科发展。

1999 年的时候，受庄子"圣人不期修古"与普利高津的耗散结构理论、人类对客观事物的认识是无限的理论启发，我提出了腹针是与时俱进的新疗法，比江泽民主席还要早一两年。

在 1998 年经络论坛上我提出，科研是一种探索，允许失误，但不允许弄虚作假，倡导中华民族追求真理的精髓，这与朱镕基总理、温家宝总理的要求讲真话、不讲假话一脉相承。我们还有一位国学大师季羡林讲："真话不全讲，假话全不讲。"这么多年我一直奉行着这个原则。

我们在 1992 年以前完成了颈椎病、腰椎病、中风偏瘫后遗症的标准化、规范化研究，为腹针现代化的推广奠定了基础，满足了时代的需求。

今年在广东省政府与广东省中医院的支持下，完成了腹针疗法的系统工程构建，采用多学科的腹针研究，建立了新的中医研究与发展模型。

第七个方面，谈一下在中医哲学指导下形成的腹针理念。

我们在研究过程中间遵循几大要素：实事求是追求真理的态度、治学严谨的科学研究方法、提高临床疗效的长期目标、管理严密的质量控制系统。这是构建中医研究体系的四个要素。

如果违背了这几个精神，我们就不可能把工作做好。只有这样才能使我们中医的传承一代代的、实实在在地传下去。我认为中医科研作伪是丧尽天良的行为，如同食品造假，贻害无穷，必须制止。

"医乃仁术，德者居之"，培养民族精英，才能传承中国的优秀文化，中国传统文化的回归才有文化的复兴。中医的教育、科研、临床和不断的学院后教育系统必须重建，观念必须改变，以满足人类的需要和中医发展的需要。

最后，做一个小结。

怎么样开始我对哲学感兴趣？就是在 1991 年的时候，腹针疗法研究完了以后写了一篇文章，当时投过稿，后来被退回来，文稿首页上写了一个"标新立异，离经叛道。"我非常感谢当时老专家对我有如此高的评价。说我"标新立异"是肯定的，因为别人没有做过腹针，我发明的，标新立异；但是"离经叛道"，我觉得讲得有点儿过分了。我从那个时候开始研究《易经》、中国哲学、西方哲学等等，慢慢走进了东西方哲学的比较。

我的腹针疗法得益于中国古老哲学知识与近代西方哲学知识的积淀。在书中不仅有中医哲学的思想方法，而且信息论、系统论、控制论等旧三论及模糊理论、耗散结构理论等即使现在也依旧比较新的西方理论已经出现在我 1999 年出版的书中。是否"离经叛道"已经不重要了，其实我很感谢当时给我审稿的专家，把我一下点醒了。人家批评我，批评得有道理。为什么呢？我不知道什么叫离经，不知道什么叫叛道，所以就要搞明白。

我们中医现在欠缺的是什么呢？没有不断知识更新的欲望。中医是什么样的系统？有万世不变之理，而无百世不变之法。在临床上永远不能"以不变应万变"，必须把中医构建成不断发展与创新、不断补充与完善的知识系统，才能推动中医的进步。这便是我四十年研究腹针的体会和一点哲学思考。谢谢大家！

赵中月：薄教授这个主题发言，以他发明腹针的切身体会，提出了中医实践中哲学思想指导的匮乏问题。这个困扰，相信很多中医人都有这个同感。下面请中国社科院的张南教授谈谈他的观点。张教授近些年在做"中医药国情"的调查研究，对薄氏腹针、对薄教授的中医实践一直给予关注，请大家欢迎！

　　张南：薄老师请我们参加会议，我们算是朋友，又不断地交往。实事求是地说，今天是给我和邢东田老师的一个学习的机会。对于中医，我们连半路出家都谈不上，叫半路介入更合适。实事求是地讲，我们对中医研究的事情，应该从社科院一个专家罗希文教授说起。他在三十年前就开始着手从文化传播研究中医。因为他家里是中医世家，有这个背景，加上他对中国传统文化的热爱，在20世纪70年代尼克松访华时，他看到了引发的美国针灸热，当时有一种使命感，要把中医文化向世界传播。他做了一项重大的工作，就是把中医典籍完成全英译本视为终身事业。他的第一本《伤寒论》全英译本于1985年出版，英国著名科学家李约瑟专门为全世界第一部全英译本的中医典籍作序。李约瑟在序中写到，"我认为，在此之前，还没有一部以任何欧洲语言译出的在中国医学史上占有重要地位的经典著作的译本。毫无疑问，这部著作的问世，将对那些对中国文化史中国医学部分有兴趣的全世界的学者提供极大的帮助。在这部著作中，罗希文做出了具有异乎寻常价值的工作，这将对全世界的学者更好地理解中国医学史做出贡献。这部著作将使张仲景和他的《伤寒论》重新活在世界的历史学家的心中"。罗希文翻译的《本草纲目》出版后，于2004年获中国外文事业出版发行局2004年度优秀图书奖，2007年获第六届中国社会科学院优秀科研成果一等奖。

　　我跟罗希文老师是从1990年开始合作的，最初仅仅是作为一个朋友，或者是帮助他解除一种寂寞，与他对话，我并不懂中医和中国哲学。因为当时他做这个工作，在中国社会科学院搞中医英文翻译，处在一种自生自灭的状态。而我的学科背景是历史，同时在中国社会科学院学位办公室工作，对科学的社会功能和科学技术哲学有点儿兴趣，因此对罗希文的工作的社会功能，有自己的想法。我比较注重科学的社会功能这方面的观察，所以就设想罗希文的工作对今后人类社会的发展，除了他翻译中医典籍和传播之外，中医发展对人们的影响，对社会的影响应该有哪几个方面，这里包括陈其广老师也关注罗希文的工作及他的发展走向。

我们和罗老师所做的工作，多年来处在自生自灭的状态。2004年，罗希文完成了《伤寒论》《金匮要略》《本草纲目》等多部中医典籍的全英译本工作后，得到了中央领导同志的关注和支持，把罗希文的工作纳入到了哲学社会科学规划之中。也就是说这个时候，罗希文的团队多年的工作才修成正果，给了正名。国家社科基金2005年批准了《中医典籍研究与英译工程》的立项，罗希文为首席专家。也是在这个时候，张超中老师找到我们，一起商议研究中医药的社会发展问题。张超中是从中国社会科学院研究生院毕业的博士，罗老师是他的博士论文答辩委员。张超中后来到科技部跟贾谦老师做博士后，所做的课题就是搞一个中医药现代化的发展模式，按照美国 FDA 标准，怎么把中药打入国际市场，这跟我们改革开放、加入 WTO 主旋律是一致的。后来贾老师他们发现不对，回过头来他们变成了拯救中医，论证中医科学与西方科学之间的不同，中医药是中华民族和全人类的宝贵资源，不应该用所谓的现代化来改造中医药。因为贾老师本身是学物理的，他做了反思中医药发展的工作，正好我们承接了国家社科基金课题任务，跟他们的工作衔接起来了，这就变成两方面的力量合在一起。

在探索中医药在 21 世纪如何发展的过程中，首先大家觉得是，在哲学前提，你如果没有解决好，后面的科学假设很难说明它能有成功之处。怎么办呢？回头看一看，近百年来，我们对自己的传统是一个失去记忆的过程。只有像杨志敏老师、薄智云老师，你们这样的中医大夫和从事中国传统文化研究的学者，还坚守着我们本民族已有的学说体系。而我认为的失去记忆，是整体的中华民族。因为 20 世纪 50 年代我们接受的学说构建，从小学开始，就是地中海文明的充斥内容。怎样发展 21 世纪的中医药事业？从哪里开始入手？最后我提议，先从哲学入手。正好张超中就是学习中国哲学史专业的。我们讨论的结果，那就是大家先要把哲学前提搞清楚，再谈后面的发展。我们研究中医药是从社会科学角度考虑，主要考虑社会的运行机制。经中国社会科学院批准，在民政部登记注册了中国哲学史学会中医哲学专业委员会，这是 2007 年 7 月 26 日的事情。2007 年下半年，出现了张功耀、方舟子、何祚庥等告别中医的事件，在社会引起巨大反响。当时中国社会科学院学部委员、中国哲学史学会会长方克立先生，力促中国哲学史学会中医哲学专业委员会成立大会尽早召开，要大家高度重视这件事。中医哲学专业委员会成立大会召开后，邢东田老师将任继愈、方克立、楼宇烈、罗希文等四位学者的发言，刊载在《中国社会科学院院报》。后来又召开了几次会议，大家感觉社科院和高校的专家发言讲得都不错，就汇编了小册子——《中医哲学时代使命》。它不算经典著作，不是学说具体的构架和构成，只是对中医哲学或者中医学从人类发展找一个方向。我们开始想从中医理论和哲学研究做起，正好赶上了 2007 年社会上告别中医的思潮、2008 年全国面临医疗体制改革，之前，贾谦老师他们已经做了十三年中医药状况的调查工作，大声疾呼中医路径走得不对了。同时医学也是国计民生的问题，也属于社会科学关注的范畴，中国社会科学院把中医药事业发展国情调研的这个任务交给我们了。本来我们想从中医药基础理论研究的工作做起，但这个工作还没有来得及做，我们接受了国情调研的工作，一下从形而上就掉到形而下。所以我们目前对中医哲学等重大理论问题，实际上还没有更多的发言权，只是就这几年的工作谈一些体会。像薄老师这样搞原创的是在布道，我们对社会运行及机制问题的调研，只是在通报。

刚才已经说到中医哲学对中医的发展，这里面要恢复一个观念，过去一讲中国传统文化的核心，就是儒、释、道三足鼎立。现在应该恢复中国传统文化的核心是儒、释、道、医四大金刚的支撑。

刚才讲到科学价值，确实在哲学前提下没有解决，你的科学假设也许就要出问题，虽然科学可以允许失败，但是人的选择路径还是要选择成功的。因此回过头看，在中医哲学方面的研究思考，现在我们实事求是地讲，我们没有经历过西方的过程，它首先有一个文艺复兴，第二是17世纪科学技术的革命，第三是18世纪工业革命大规模的时代变革；另外在哲学层面上，我们也没有经历欧洲的古典主义哲学时代，产生了像康德、黑格尔一批学者。这样看来我们就显得有一个缺失。谈到哲学方面，我也不是学哲学的，但是我关注的科学社会功能，跟哲学稍微有些关系。对中医哲学的发展，刘长林老师写了《从中医哲学看科学路径和方法的多样性》，张超中写了《中国进入了医学时代》，我写了一个《中医哲学研究发展的三个边际》。在这几年的工作中，我们不断地跟有关专家学者碰撞，然后不断到底下基层看一看，对中医药人文社会科学的发展内涵和目标逐渐认识清晰。

几年来，在中医药国情调研的过程中，坚守按中医原创理论发展中医，给我印象最深的是两个地方，一是山西省运城市，一是广东省中医院。

山西省运城市，它在全国集中了最多的、而且效果非常好的、在国内外享有盛名的民间中医群体和众多的特色专科医院。这个是我们眼见为实，看到了很多东西、甚至有些认为是不可能的事情，在这里都是实实在在地发生的。而这个又跟山西运城市卫生局和市政府有很大的关系。他们积极保护和大力发展中医药事业，为当地人民群众解决缺医少药的实际问题；保护了大批民间的中医人士，使得运城的中医在治疗疑难杂病方面，有一个高水准的疗效结果，引来全国众多的患者自发到运城市来求医。广东省中医院2003年抗击"非典"取得的业绩给我留下了深刻印象。2007年罗希文、贾谦老师领着我们拜访了邓铁涛老先生后，我们参观广东省中医院总部和第二分院，看到了中医不仅是传统的个体行医和坐堂，同样也能做到成建制和大规模的行医诊疗的模式。最让人欣慰的是广东老百姓看病首选是中医，广东省中医院的就诊人数和经济效益远高于广东省人民医院，这种现象当然和广东省人民对传统文化的认同有关。中医药的发展，在广东有着文化基础。黄华华省长提出了把广东建成中医药强省，我也希望广东省像在改革开放率先做出榜样那样，在我国中医药事业发展也率先做出榜样。

我和薄老师原本商定今天是一个小范围的信息交流会，我没有想到是变成一个学术沙龙，没有做什么准备。薄老师多年在腹针的研究和对中医哲学探讨形成了一家之言。刚才他讲的内容使我体会到中医老前辈所述，如果成为一个大医，或者出色的医生，大医首先是大儒，你也应该是大学问家。对医生来讲，不仅是对人体疾病的治疗，更应该是对人类生命的终极关怀。这里就必须从哲学伦理考虑和人文精神把握。所以目前呼唤整个医学界，包括社会科学界，人文的缺失是一个严重的问题。现在变成了光注重医术，不注重医道。光注重术、不注重道，使我们的事业发展总是出现一种徘徊。所以这几年也是大家不断呼唤大医的出现。大医不是呼唤的，是一个时代的产物，时势造英雄。但是这么多年来，我们发现现行的机制有很多认识出现偏差，不重视人文，所以对人文的精神，让它处在一种失落、不被重视的处境，大家一切向钱看。

从哲学角度来看，我们对当代所有的学科都要进行反思、认识，是一个必要的过程。中国现在提倡搞自主创新。这样说到中医，我们如果说创新，所谓往前走，那你必须回到文化原点。看看欧洲文艺复兴、它的现代化，它也是回到地中海古典主义，因此才有这么一个过程。因此大家说中医文化振兴，包括中医发展，不管是什么，大家对中国文化的渴望、回归，你必须回到原点去重新认识。因为只有在原点认识、分析的基础上，才可能谈到传承。哲学它本身是一个精神层面上的事情，但是有具体指导人的行为的功能；对社会价值取向、你的目标选择、你的路径选择都是有关联的。

我们今天只是来学习，是受益者。

邢东田：我觉得您说的对，中医要发展，确实还是要在哲学上建树。中医本来就是有着哲学背景，它有着自己的一套体系，和西方医学还是不太一样的。我自己感觉，因为我也接触一些、了解一些，我感觉西方医学它到底是一个什么样的理论呢？好像比较杂，可能跟世界观、整个一套东西是比较一致的。西方医学解剖这些东西，因为我也是正在学习，我自己感觉，目前社会发展到这个程度，人类走到一个需要反思、非常危险的时候了，因为近代以来发展速度太快了。在工业革命之前，它每年的增长速度是很低的，是可以忽略不计的。但是工业革命以后的经济增长速度，现在没有百分之几的话政府就很难呆得住。人们已经把这个事情当作很正常的事情了。要从医学角度来说，像这种速度增长的话，只有小孩是这样增长，而且增长速度太快的话，有时候更像是癌症细胞的增长，对环境和资源是没有持续性的。现在怎么回归到一个比较能够持续发展的情况，可能还是需要大家考虑的事情。目前我们已经破坏了自己生存的基础，像历史上一些文化，或者是其他不同的文化，基本上都是强调人和自然之间的协调。我们目前近代以来的文化，它还是强调对于自然的所谓宰制，强烈地攫取。现在基本上还是这个思路，它就像医学上的癌症，自己长得特别快，长得特别好，旁边的资源都大量地吸取，最后到一定程度就有可能出现问题，就要出现崩溃。从这种角度来说，我觉得中医哲学还是很有道理的，就是传统文化中的一部分，首先自然界的任何关系都需要一个协调，人的内部五脏六腑也是一个平衡的问题，不能太突出、太过了。目前现在西方发展文化就是有点儿过了。

前一段时间，你比如说垃圾的问题，北京市垃圾现在也没有地方放了，全国各大城市也都是这样，现在开始准备烧，好多地方建了垃圾炉燃烧，但是污染又很厉害。大城市已经像黑洞一样吸取资源，但是它又不是像黑洞一样吸取资源不往外吐，它往外吐垃圾，又不知道怎么弄，这种非常危险。这在人类历史上是非常不正常的阶段，包括现在食品大量的浪费，历史上确实没有这么丰富过。我确实觉得比较危险，我在思考这个事情。

赵中月：回到中医哲学的话题，我来抛砖引玉吧。我记得是在20世纪80年代的时候，社科院刘长林先生写了一本《〈内经〉的哲学》，记得是李泽厚给写的序。那时候就想知道中医以及隐在中医后边深处的到底是什么东西。"中医哲学"这个概念一出现，我觉得后面这些东西似乎有了抓手。我想很多人，中医的业内外人士，对中医哲学也是经历了由无意识到有意识、由不自觉到自觉这样一个过程。但到目前，这个自觉的程度有多高？对这一点恐怕我们都难以持乐观态度。不从专业层面和学术范畴来看，从外围、从广大中医从业者来看，中医哲学现在非常匮乏，匮乏到什么程度呢？我认为连基本的认识和自觉都没有，如此，中医也就逐渐沦落成和西医相对的一种医术而已……

张南：实际上是缺乏"文化自觉"，就是费孝通先生提出的那个"文化自觉"。

赵中月：由此，中医哲学可能对解决这个"自觉"问题起一些作用，否则中医也难以有多大出路。当然，薄教授这个"薄氏腹针"是否能够承载起这个中医哲学的自觉的问题，这一点先不去探究。但是薄教授在这一块儿做了前瞻性的积累和思考，这一点很让人感动。就说本次中医哲学沙龙，它不一定能够解决什么实际问题，也不一定能够得出什么结论，但是有些问题会在探讨中逐步得以明晰。比如，我们现在感觉到"中医"这个概念本身也有问题，各种说法不一，缺乏哲学思考，什么叫"中医"？是通常理解的所谓"中国传统医学"吗？概念比较含糊。它更可能是一种"中介"或"中和"

医学，中医、中药，就是人与自然之间的一种中介，用以沟通二者达到平衡与和谐。等等方面，都需要哲学的梳理和界定。

前一段时间，我看到四川的程雅君博士出版了一部《中医哲学史》，这么年轻就能写出一部《中医哲学史》，不简单，里面提出了中医哲学的范畴，并剖析了各范畴之间的逻辑关系，信息量很大，我大概地读了一下，很感动。其实想来想去，不管反中医人怎么说，但是确实中医有一些本体性的东西没有建立起来，这里就不多说了。

张南：程雅君是在我们社科院研究生院读的哲学博士后，写这部《中医哲学史》下了很大力气，得到了罗希文教授的支持。大家说，这部书出来给批评的人提供了一个靶子，勇气可嘉。

赵中月：我说我抛砖引玉，大概就是这个意思，是我们局外人对这个问题的一点感想而已。反正我抛完砖了，希望把玉引出来，那么，玉在哪里呢？广东省中医院在业内口碑甚佳，道术兼功，是很有影响的，今天该院的杨副院长等专家也专程从广州赶来参加这次哲学沙龙，我想杨院长最有发言权。

杨志敏：各位老师，我今天在薄教授的引见之下，能够见到各位老师，非常高兴。我们也是来学习的。这几年医院不断引进像薄老这样在中医方面有造诣的老师在医院带徒，我们越来越意识到原来科班教育里面的缺失。原来在科班教育里面不注重道上面的探求。刚才薄老的讲述引发了很多思考。我们以前可能在中医学习里面，可能注重它的理论源头、它怎么去看病、学术流派，解决这些问题。它最原本的东西到底是什么，为什么它能够解决中国人从传统文化到医学文化的对接上，或者说跟现代西方医学的碰撞上，它到底有什么区别，我们的优势在哪里，缺点在哪里，这一点儿思考其实还不够。但是随着这几年薄老不断地在医院里面跟我们碰撞——

确实这几年医院里有不同的学科医生跟着薄老，对于腹针的临床应用，我们都觉得它都能够产生疗效，为什么呢？就是说同样一种方法，在不同的疾病里面发生作用，而且是局限在一个腹部里面，看上去一个尺寸之间，但是能够调整那么多的疾病，肯定要从系统论去解释，更重要的是系统论调控了人体很多可能被我们忽视的东西，并给激发出来了。所以可以说，人的自我调整系统的能力是非常强大的，只是我们可能没有找到它。我们有的时候什么病用什么药物，而并没有激发我们系统的自我修复能力。这一点是现代医学跟中医学很大的区别。中医是在更高层次上看待人与自然的问题、人的整体性问题，还有人的心身的问题。这两年我也在做一个国家"十一五"的支撑项目。我们重点在做的亚健康的辨识与分类，最后发现太多的人的躯体障碍根源于心理障碍，但是现在的医生只关注躯体器官的改变、组织的改变所导致的症状，没有真正从心理上，从人与社会之间、人与家庭之间探究哪里出了问题，最后才导致的疾病问题。

假如说跟传统文化结合，我昨天也刚好看了《世纪大讲堂》关于中国传统文化与审美这方面的论坛。现在发现，我们现在的传统文化的审美越来越缺失了，现在都是现实主义、消费主义倡导为主体。许多东西缺失标准，没有约束。其实我觉得人的心身问题，从中国传统文化来说，儒、释、道是解决精神层面问题的，医学是解决躯体问题的，必须是这几点结合起来才能让我们心身健康。所以我在治疗疾病的同时发现，人的心理出现问题的话，你怎么给他吃药，他还是很难调回来。当解决了他的心理问题，同时进行药物治疗，才能心身同步改善。这就是中医里面宏观与微观的结合。中医更注重在宏观上、在整体上看待事物，跟西方的纵观、微观为主体，是有差别的。我们能够把微观跟宏观有机地结合起来，才是现代中医必须要考虑的。

刚才张南老师说，为什么中医院那么备受欢迎？因为我们把中国中医的东西保留了，现代的医学引进了。纵横交错都能够好地把握，老百姓肯定会比较好地接受。这是我们现实应用得到的体会。

另外，我觉得在传统医学跟现代医学里面，我们的传统医学很注重这种循环的变化，例如我们在一年四季的春夏秋冬，一个是生发，一个是收藏，生发是为了收藏，收藏是为了生发，这是一个内循环的作用，而且它是一个绵绵不断的过程；而我们现代医学是注重短时间内解决问题，而它带来的后果很少有人注重和研究。这种理念的差异，也决定了我们的生活方式、生命价值观有根本的区别。作为我自己来说，刚才薄老给了我很大的启发，我现在在学习一些《易经》的东西，假如没有这种宏观的东西，是难以解决临床上的问题的。所以我们走得越远，就越感觉到它很多东西是殊途同归的。所以我们要把中国文化跟现代文化之间找到一个契合点，我觉得各位老师，你们真的是能够给我们提供一些思路和方法。有讲得不对的地方请各位老师指正！

老膺荣：首先非常感谢薄老及在座的各位专家给这个机会让我们来到这里学习到这么多东西。刚才各位的讲话非常精彩，而且很有高度，不仅仅是局限于中医的层次范围了。刚才讲到现状，我们整个社会现正处在一个忘记和失落的状态，不管是人文也好，还是哲学也好。同时它是伴随着一个对某种东西的狂热崇拜的现象，这是一个攫取的欲望或者说需求。现在人们往往是不断地刺激这种东西的增长，这样的话可能就会导致我们原来的失落和忘记更加强烈。

刚才老师们讲到广东省中医学发展得还是比较好的，中医学发展得好不好，跟群众基础有很大的关系。群众的基础，我理解其实更取决于群众的中医基础。在广东省，中医是有一定群众基础的，要比其他地区好一些。这种基础是来源于群众对中医哲学的认知和认可，如果他没有认知或者不认可这个事情，就没有基础。

为什么前一段个别人提出的"告别中医中药"事件反应这么大，

这反映出中国的、或者说中医哲学的认可度非常值得我们担忧！具体就是说：中医哲学在部分群众中认可度不高，或者缺乏认知。刚才老师们也提到中医现在呼唤大医的产生，这在很大程度上说明相当部分中医医生的哲学基础也是堪忧的。要改变这种现象，就要回到文化原点上。由此可见，强调中医哲学的重要性是不言而喻的。

我们是一个医疗服务单位，我们对这些年的工作进行了总结后发现，其实我们医生本身的哲学基础也是很薄弱的，所以医院已经在着手解决这个问题。我们现在已经对全院副高以上人员补这个课，就请中山大学还有其他院校的老师给我们上课——重点补上中国哲学的课，开办系列课程。希望通过这样一种方法，能够夯实这个基础。一般来说副高以上都是带学生的，希望这种传承能够使下面学生的哲学基础和思维能力有所提升。

作为一个临床机构，我们的视野更多地聚焦在临床疗效水平的提高上面。事实上，第一个是我们的高度不够，所以这些年来才请了像薄老这样的大家到我们那边去。刚开始，我们的理解是一个术的层次，但是事实上不是这样的。薄老是道术俱精，每次跟我们交流都给我们很多启发。

第二，不管怎么样，总是有一个"当局者迷，旁观者清"的局面出现。所以，我们非常希望有这样一个机会，能够让中医界以外的老师从不同的角度、不同的方向给我们业界也好、从业人员也好、单位也好，为这个事情进行把脉，给我们提出更多的反馈意见，让我们目前遇到的问题能够解决得更好。谢谢！

赵中月：科技部"中医发展战略"课题组的张超中博士，近年来从事中医药发展战略与整体论、生成论的研究，前年出版了《中医哲学的时代使命》著作，这几年也在关注薄教授的临床与思想，下面请超中博士发表精彩见解。

张超中：前一段时间因为有一个中医药大学的学生临近毕业，这个学生原来和我有点儿关系，是我建议他学的中医。到毕业的时候，以后怎么成长、如何择业，自己很迷茫。所以我就请薄教授一起坐一坐，借茶说事。薄教授给他讲了一次非常好的课，我听了以后也深受教育。薄教授从国内外的中医发展，包括中医遇到的问题、中医药人才的成长规律、当前的社会现实，为这个学生确实做了一次开导，按照伟人的话来说，就是"风物长宜放眼量"。很多人很迷茫，不知道自己怎么样做才好。薄教授自己探索多年，实践多年，积累了很多心得。我认识薄教授已经四五年了，其间有过几次长谈。今天薄教授召集举办中医哲学沙龙，我和张老师、邢老师都是中国哲学史学会中医哲学专业委员会的，我们对薄教授的工作非常表示感谢！

我们学会于 2006 年成立的时候，当时的社会气氛比较凝重，讨论中医哲学有一种使命感。当时社会上有很多反对中医的声音，中医理论也不被多数人理解，很多人对中医的信心也不大。我们学会在老一辈学者的支持下成立了，成立以后社会反响还不错。我们编写了这本《中医哲学的时代使命》，有幸得到国强部长的认同，其中很重要的一点就是把中医哲学放在原创性的层面来思考，并在国家的政策层面、战略层面和现实层面考虑中医哲学的价值。包括去年和杨志敏院长一起申请国家"973 计划"课题，有关中医原创思维模式的研究基本上是我们学会承担和支持的，即便有竞争也是学会内部的竞争，属于"文明内"而不是"文明间"的"冲突"，大体上看冲突不大。

为什么我们学会一开始成立的时候气氛很凝重呢？因为中医药的发展问题存在了很多年，中医一直受到压抑。中医哲学为中医讲理辩理，因此不免影响情绪。这几年国家大力扶持中医药，虽然现实中仍然存在很多问题，但是我想我们现在谈中医哲学，是不是气氛可以宽松一点儿，或者说在心态上变一变。今天举办的是中医哲学沙龙，沙龙就是大家随便讲，有什么讲什么，不一定非得像报告似的，或者像宣言似的很郑重其事。我国历朝历代学《易经》，很多人到了境界以后不是学易，而是玩易，其中的王阳明恰恰是在人生低谷时通过"玩易"而悟道的。所以做什么事到玩的程度，最后可能就自由了。中国社会科学院原来有一个副院长于光远先生，他以前是马克思主义经济学的理论专家，参与了邓小平1978年关于解放思想的报告起草，晚年时他变了，很关注休闲产业，并提出"人之初，性本玩"的高论。中医现在按道理来讲，国家给予了非常大的支持，我们不应该整天愁眉皱脸，苦大仇深似的。我想我们是不是也变一变，从以前大家所惯常的一种愤怒的状态，进入到一种享受中医的状态。我觉得这是一种有信心的表现，而这种信心的提升，可能对我们中医药下一步的发展，比给多少钱都重要。我们观察中医药界内和界外很多人，在提到中医的时候，很少是面露喜悦的，心态很不好。这可能是多少年的历史发展造成的。但是要走出这么一个压抑的困境，我觉得就需要中医的大医、中医的同道、很多热爱中医的朋友，以一种享受的心态去做这样的事情。

北京大学的楼宇烈教授提倡"三yi"之学，具体讲来就是易经、艺术和中医。这三者共通的地方就是到了究竟处皆是"玩"，没有拘束了，自由创造了，所以才能产生"巧夺天工""神工鬼斧"似的杰作，发展空间大得很。中医的望闻问切，包括药物疗法和非药物疗法，我们也把它称之为一种技艺。既然是艺术的话，如果你这个心态放不开，就达不到自由创造的高度，我想这也会妨碍对医学的领悟和理解，当然在实践上我想也很难达到所期望的效果。

今天既然大家坐在一起，以沙龙的方式讨论中医哲学，我想我们需要开创一种在全国享受中医的氛围或者方式。这种方式实际上是一种雅俗共赏的方式，也是中医哲学走向社会、走入民间的方式。我们提倡民间谈医，就像四川的"龙门阵"一样，要摆一摆，这样才能促进中医药的普及、扎根和发展。如果每一位中医都能够开这样一个"聊天室"，那么社会病自然就少了，中医的文化和社会功能就会在不知不觉间显示出来了。昨天在社科院听了杨志勋老师的高论，他的发言对我启发很大。他说我们以前中国大规模扫的是文盲，但是现在时代变了，文盲虽然还有，但是更多的人是医盲，政府和社会应该把扫医盲作为当前的重点工作来抓。不识字叫文盲，不知医叫医盲，这是另一种文盲，也可称为"高级文盲"。我想我们学会可在将来的工作里边多做一些扫医盲的事情，中医哲学沙龙可以作为扫医盲的一种手段。这样的话就把我们的专业，我们自己的领悟和整个社会需求，并且确实和中医精神，包括这个精神在当代的转换与发展结合起来。中国文化讲求言传身教，我相信"享受中医"是有很强的感染力的。今天受中医哲学沙龙启发，想到也许"享受中医"是支持中医的最好方式，也是体会哲理的最好方式，不知是否合乎时宜。因此暂且提出，供大家批评。谢谢！

颜芳：我也是来自于广东省中医院，今天真的是非常感谢薄老给我这么好的机会。我是第一次参加比较高端的沙龙，我目前所在的基地是特别需要这样的东西。刚才进入到薄老的办公室，他说的一句话对我触动很大。我现在在中医经典临床应用基地，这个基地是完全临床的，不太切入到理论，就是有四十张病床，收集中的病证，可以说是接近纯中医在做的。这一年多来给我的触动是非常大的，我以前是在医院重症监护室工作了八年，然后到这个基地做。这一年多收了五百多个病人，疗效超出我们的预期，我们自己都没有想到。真正回归到用中医经典理论指导临床的时候发现，其中疗效是超出我们自己意料的。老百姓理解中医是慢郎中，我们发现在很多医疗点并不慢。

我们之前为什么一直没有这么一个基地的诞生？为什么做了之后发现疗效超出预期？刚刚很多教授的发言给我很多兴奋点。我自己是中医人，到现在做了十年。

刚才张教授就讲了中国文化的唯一创新就是中医。我作为中医人来讲很自豪了，我正是做这一块儿的。目前国内的现状，包括我坐飞机过来，看到飞机上的杂志也在提中医，就是整个社会都在关注了，唯利益、唯速度、唯金钱等等人文缺失的状态引起了从下到上的高度关注。社会都在关注，然后回归。中医怎么回归？回归到哪里去？回归到原点。我们现在正在做的东西和社会关注的东西不期然地在呼应。

薄老讲目前强调的重点不是中医怎么走向国际，而是把中医作为国家战略资源进行碰撞，这是我们的宝贝。突然间把目前做的中医拔高了层次，这是一个兴奋点。还有张博士进来就讲，玩中医，享受中医，我们其实也是愁眉苦脸的。我们做临床做得很辛苦，如果有哲学层面、有整个文化层面都在支撑，全社会都关注中医、认可中医，实实在在地从内心来说是享受中医。我做这一年多研究基地，已经获得了很多信心和收获。所以一来就觉得有很多兴奋点，特别感谢薄老给我们这个机会。

原来出去开会也是觉得有点儿抬不起头，被西医看不起。自己在理念上还是存在很多模糊状态的。我做了这一年多，体会非常多，中医还是很管用的。薄老不仅是把疗效做出来了，带了五千多名学生，而且在思想层面上也达到了这么高的高度。他刚才讲到第一篇文章，这八个字的评论，我们也有类似的感受。不单纯是中医保健，中医永远是慢郎中，我觉得里面还有很多事情可以去做。刚才张教授提到，全社会都在关注中医，我们做得怎么样，社会就会对我们关注怎么样。我特别赞赏薄老提出的，我们做理论，最终指导的是临床。最终指导临床的实践，站在一个高度看待生命、看待人体，我相信对整个中医都是莫大的好事情。

我们在这个过程中其实也是在不断地碰撞。后来发现一个很有意思的现象，发现中医其实是生活完全离不开，息息相关的。我们发现，现在某一个表象，比如说晚上加班，我们说耗散阳气，这个人为什么经常感冒，其实是生活当中你的言行举止、生活状态等等错误导致了疾病。其实中医跟西医不一样，我们跟西医碰撞的话，西医是把病和人体完全分割的。中医哲学和生活息息相关，和我们中医也是息息相关。

第三点体会，我们几个都是科班出身，发现科班的知识体系有很大的缺陷和不足，少了像薄老和老师们讲的推回原点的很多知识。

我们这一年多的体会，最核心的点就是知识体系有问题，就是缺少了中医的哲学概念。要站在很高点看待这个知识体系，才能回归中医为人类健康造福的原点。

还有一个体会，大家都关注保健，老百姓的保健需求越来越高，取而代之的就是张悟本这些人冒出来。主流的、怎么应用中医理论，包括中医哲学指导保健的声音几乎没有，导致这些人反而有了可乘之机。这一点也给我们很大启发，没有一个更高层面对中医哲学体系的梳理，老百姓也好、自己从业人员也好，可能始终理不清，到底什么是中医。

这几个体会我们感触很深的。我们科室一直思考怎么发展，如果不在思想上解决问题，如果不在学术思想上挑准方向，很有可能变成一个方子治一个病，明天就治不好了。有了在座诸多教授帮助我们理出哲学思维、对中医临床指导的体系，我相信我们这批人真的是获益最大的，所以非常希望有更多机会，包括有更多的思路提供给我们，让我们中医真正回到原点，为国民的健康做出应有的贡献。谢谢！

薄智云：在上个月末，回来以前，我在广东省中医院做了一个健康讲座。在做健康讲座之前，我也进行了一些简单的思考。当时是给一个企业里的处级以上的领导，大概有几十个，给他们做讲座。我去了以后就觉得大家的思想特别火爆，不是医盲，是文盲很多。我去的时候说大家是有知识没文化。每个人都是学历挺高的，处级以上领导干部，硕士、博士一大堆，但是中国传统文化缺失得太多。我就说为什么大家都是智商很高的人，反而被什么都不懂的人忽悠呢？就是对中国文化理解得太浅薄。所以当时我就提出理清概念、改变观念。

什么叫理清概念？很多人打着中医的旗号毁中医，说中医治未病，中医养生保健。回归到中国哲学的理念进行思考，我们说"预防、保健"，概念错误，应当是"保健、预防"。"保健"是人们可以自身选择的一种生活习惯和方法，而"预防"和中医"治未病"是相对应的。"治未病"前面有一个前缀，什么前缀？"中医"。是中医才能做的，不懂中医的人是不可以做的。什么样的中医可以做？"上工治未病"，就是水平很高的专家、有水平的人才可以做。"治未病"它应该做什么工作？我给它一个定义，中医"治未病"是对重大疾病的提前防御。我们说预防脑血管病、预防心血管病，怎么样预防？截断它的诱因，这是需要专家才能做的。搞心脏病的专家才知道怎么样预防心血管病。为什么一到了中医的圈子里边，好多事被别人弄混了，就是概念不清楚，所以要理清概念。

怎么样改变观念？身心健康。我对保健养生提十二个字：呵护脏腑，顺其自然，恬淡虚无。我们中医讲，把内脏调好了没有大病；顺其自然，顺势养生，该收的时候收，该发的时候发；恬淡虚无，就是千万不要把自己太当回事，要用中国文化来理解，我们重新回归到中国传统文化的原点上，大家就活得不累了。我们说和谐社会怎么样构建？简单两句，"勿以善小而不为，勿以恶小而为之"。

后来从这两方面再给大家介绍中医养生应该怎么样养生。所以我觉得不是医盲是文盲，中国传统文化文盲。谢谢！

张红林：我在中医药大学是纯搞业务的，没任何行政职务。从1985年工作到现在，我有一个感受。二十年之前的前十年感觉到非常困惑，国家强调科研，这是一个很困惑的东西。因为临床和科研，对于医生来说，应该是更加注重于临床。二十年的后十年就感觉到非常憋气，就感觉到医学、特别是中医系统，不以临床疗效为评价标准，完全以科研为评价标准。所以讲课好的老师、临床好的老师都被边缘化，这是非常现实的问题，虽然这几年这种状况好一点儿。

我听张南教授说，原来问题出在上层有这么一个指导思想。

作为国家来讲应该把中医中药作为产业化对待，而且应该作为与国际化交流的最重要的手段。从国家来说，国家一个指导思想支持一个产业，可怕的是，现在来说从国家还没有认识到这个问题，只是说支持他，但是真正做起来的时候，从实施上来说，没有特别好的方式，反而打压得特别厉害。我只是谈一点儿自己的感想，谢谢！

于今：我想谈一下中医的价值、理论与实践问题。

各位专家都谈了自己的一些观点。我是非业内人士，我对中医的这种热爱，来自于对祖国文化的热爱，因为中医属于中国文化的一部分、一个元素。

今天主要想谈的有两点。

第一点，是中医的价值。

中医是中国传统文化中必须正确对待的文化资源。百年以来，中国人在如何对待中医问题上的争论，直到今天仍在进行，并未取得一致意见。更要紧的是，百年以来，由于中国传统文化地位的降低，导致今天的中国人普遍对中国传统文化知之甚少。

中医在发展中不断去伪求真、继承和发扬，我们面临的第一大困难是对祖国医学严重缺乏认知，甚至连最基本的传统文化知识都缺乏！

作为传统文化精粹之一的中医，蕴含着中国人的传统人生哲学，是有独特理论体系的"学"，而不只是徒具应用价值的"术"，其价值早已超越了技术的范畴。古代的医者都以"悬壶济世"自任，他们追求的不仅是救人，还包括"济世"。学习中医，研究中医，发扬中医，从中医中发现"济世"的方法和思路是不应忽略的一个课题。

仅从中医看病的方法去探讨，或许就能使人们对中医的价值有新的认识和体会。中医看病讲究望、闻、问、切，望气色，闻气味，问病状，切脉象，辨证施治。人体不适，是有病；社会运行不畅，也是有病。人有病可能会危及生命；社会有病，可能会天下大乱，民不聊生。可见无论是人的病还是社会的病都得及时治疗，否则后果会"很严重"。给人看病要讲究方法，好医生通过望、闻、问、切，既能及早发现病情，防患于未然，又能对证下药，使病人很快恢复健康。庸医不谙望、闻、问、切之道，虽也装模作样地看了又看，嗅了又嗅，却仍是惯于误诊，没病的人也看出病来，乱下"虎狼之药"，不但治不好病，还会给人添新病，甚至"名为医人，实则杀人"。

2011年2月19日，胡锦涛在部级主要领导干部社会管理及其创新专题研讨班上指出，中国的新一轮改革将向社会管理领域重点突破。我认为，给社会治病，恐怕也得学学中医给人治病的方法，望、闻、问、切，望百姓之气色，闻百姓之气息，问百姓之冷暖，切百姓之脉搏，善于观察民意，听取民意，用全局的、整体的观点，用辩证的思维，及时发现问题、解决问题，这样才有可能找准病根，对症下药。

几年来，我一直想写本《用中医来管理》，把中医哲学和其独特的思维方式运用在企业运行、经济社会的发展、民主政治建设，乃至治国理念上。我国正处于改革开放的关键期，经济体制深刻变革、社会结构深刻变动、利益格局深刻调整、思想观念深刻变化，社会矛盾急剧增多，以中医思维疗社会痼疾，未尝不是一种好思路。

任何事物的发展过程，都不是单纯地否定或完全抛弃，而是否定中包含着肯定。西医在发展中不断去伪求真，研究和发扬中医，也要去其糟粕，取其精华，要有批判，更要有继承。

中国引入西医的历史不过百年，中医在几千年的中国历史中早形成了独特的知识体系和认识体系，成为中国传统文化不可分割的一部分，它有认识论，也有方法论，有理论，也有实践。治疗疾病，救死扶伤，是医学的价值所在，中医概莫能外，学习、研究、发扬中医，发挥中医的这一价值，是当今中国人的责任！

第二点，是中医的理论与实践问题。

我认为，把中医发扬光大，应该从三个层面考虑。

第一个是国家战略的层面。结合国际的背景，必须以战略思维加大对祖国医学理论体系的研究。中国的传统文化具有强大的适应性和包容性，在每一个重要的历史关头，总是能吸纳新的因素，自我调整，在即将断续的时候，转而迅速发展起来。否则，中华文明也不会源远流长几千年而不断，成为世界上持续时间最长的古老文明。用战略思维研究祖国医学理论体系，要有宽广的眼界和世界视野，注重空间上的全局性和系统性、时间上的连续性和贯穿性，把握这些维度，着眼于这些立足点去看问题、做事情。

我相信，中国传统文化中的消极内容虽然对祖国医学理论体系研究有一定的制约，但是，中国的传统文化在扬弃中一定会实现与时代的融合，祖国医学理论体系也必须在扬弃中国文化传统的基础上实现与时代的结合。

我认为，祖国医学理论体系的研究来源主要有四个方面：一是研究和阐述中国传统文化中的中医思想；二是新中国建设实践中探索和创新中医思想与经验；三是有批判地吸收西医元素中的合理成分；四是批判继承我国古近代中医思想的精华，古为今用。

第二个是从科技政策层面。重视科学技术在中医理论研究中的作用。科技的发展，深刻地改变着科学门类之间的传统关系和研究方法。技术科学的革命给中医理论的研究提供了全新的研究方法。这些理论、工具与方法，有助于解决中医科学长于定性研究、短于定量研究的难题，增强理论的精确性、科学性、可操作性，极大地促进了社会科学的发展，它们对于中医理论的研究也必将产生积极的推动作用。

第三个是从学术层面。中医应该以开放的心态、宽容的学术精神，在更多的领域、更多的层次、更长的时间、更多的个体和群体之中加以检验；全面、深刻、系统、定量地进行多学科、多视角的综合研究，积极深入基层进行调研，培养出一批在教学、宣讲及科学研究上具有高水平、跨门类的青年骨干和学术带头人。

这三个层面都应该考虑到，而且也能做得到。

继承和发扬祖国医学是一个与时俱进的历史进程，一项不断向前推进的伟大事业。坚持祖国医学理论体系研究必须发展祖国医学。可从某种意义上说，发展是最好的坚持。祖国医学理论体系研究既要与时俱进，又要一脉相承，贯穿其中的共同特性就是实践性。实践是理论的基础。中医作为一种实践性很强的理论，来源于实践，服务于实践，其科学性还要接受实践的检验。就腹针来说，应该是百年以来，在中医理论与实践上最为突出的一个创新。

我曾经跟薄老师探讨过，中医是中国传统文化的组成部分，儒家、道家、诸子百家和西方的管理，都能看到中医的影子。我认为三十年以来，中医和中国电影一样，太着重于商业化，忽视了理论批评与实践。文化艺术是上层建筑，当今的中国文学电影界忽视了艺术，所以没有产生艺术创作大家。包括最近的影视作品，少了对社会主流价值观的正确引导，对人民进行低俗、愚昧文化地诱导，使中国的人文精神与文化品位日渐丧失，通过文化西化、政治西化毁灭国家民族之上的信仰。这些都是只有破坏没有建设，完全是凌驾于党、国家和民族利益之上的自由主义作品。

中医是一个既古老又崭新的研究领域。说它古老，是因为中医与人类文明同源同步，同样悠久；说它崭新，是因为中医理论可以说是一个新理论，对此进行系统深入地研究，特别是以辨证的观点与方法进行研究的并不多。

我对中医并没有太深入地研究与思考。到目前为止，我的认识是肤浅的、不成熟的。尽管如此，我相信中医除具有重要理论价值与实践意义外，还有一个重要原则，是它适应了当前的时代主题。今天，我们在这里召开中医哲学研讨会，应该说，这既是一次关于祖国医学理论与实践的交流研讨，也是一项践行科学发展的学术活动，因为中医理论与科学发展观的理论内核是一致的，它们统一于实践——以人为本这个实践、望闻问切这个实践。

还有一点，刚才张博士提到了，希望中医被大家接受，我理解他的意思，如同我们提到的理论通俗化，中医总是有一些神秘感，和中国传统中《周易》有联系，中医通俗化我是认可的，但是不能被娱乐化。娱乐化的后果就是跟我刚才谈到的电影是一样的，中医真是严肃的一件事情。

这是我的个人观点，不代表单位和组织。谢谢！

孙飞：我听了在座教授的讲话非常受启发。通过中医哲学沙龙的形式，把大家的思想火花聚集起来，发扬光大。我主要从哲学和经济学的角度谈几个观点。

我认为中医是中国优秀传统文化和哲学体系的一种结合，是一种传承。就中医而谈中医，这是孤立的。今天我觉得叫"中医哲学沙龙"，开了一个很好的头，实际上把中医和哲学连成一体了，这个提法很好。另外，薄教授、我的好朋友林超岱教授，他们的腹针治疗确实让我的很多朋友都有受益。我本人还没有尝试。薄教授今天介绍的这个腹针，无论方法论、思想体系，还是实践，都是有原创性的，都是有科学性的，这是要大力推广和实践的。

第二个观点，中医要上升到哲学的高度，就要用哲学的方法论来指导和发展中医体系。比如说标本兼治、阴阳平衡、与时俱进等等，这都是符合哲学的发展规律的。

第三个观点，当前，实际上整个中医局面是良莠不齐、是鱼龙混杂的。在座的各位知名教授、学者、研究机构、实践单位，应该花大力气研究和推广，要尽快地梳理咱们中医的国家战略。专家学者从更高层面、国家战略的层面发表一些论著、课题、研究报告，反映到政治局、反映到国务院。首先树立中医的国家战略、国学地位。中医实际上是国学的一个方面，中医就是中国优秀的医学，除了要树立它的国家战略、国学地位，还要树立一种强势的地位，中医目前还不够强势。现在要通过业内人士和业外人士共同推动建立中医的强势地位。我看薄教授的演讲很好，他不排斥西医，这很好。我们中医以中学为体、中西合璧，把传统中医理念与现代西医文明理念结合，与时俱进、科学发展，这是非常重要的。

在这个时候，我们一方面要正本清源，把中国的中医体系建立得更好，同时与时俱进，与国际上先进的西医结合，形成更与时俱进、更国际化的中医理论体系。

第四个观点，我希望要大力呼吁、推广，要利用国家的力量、行政的力量、金融资本的力量，推动中医，包括腹针的科学化、普及化、国际化、产业化。我们要用这三种力量推动中医科学化，让中医更加深入人心、更加科学发展。

中医几千年的历史，现在许多人包括很多官员、老总，对国学很热衷。我就觉得我们要把握当前的《易经》热、国学热，包括国际上的《易经》热潮，与中医紧密地结合起来，深度地传承与发扬光大。比如说今天简单谈个中医，可能来的人不多。如果说今天讲《易经》，还算两卦，那些官员、老板可能都来。中医跟《易经》、易学是不分割的，中医很多哲学思想是来自于易学，易学是万学之首。很多中医的理念、思想、方法论都是来自于易学。无论中医也好，还是易学也好，我都是外行，但我很喜欢天人合一、阴阳平衡的理念，中医的一些养生方法我也在用。谢谢！

于今： 我们可以跟张老师、薄老师那儿，可以针对一些中医的智库发展做一个专刊。比如说我们怎么应对他们国外对我们的冲击，我们应该是居安思危的。适当的时候，我们专门在决策智囊刊物《国家智库》做几期。

我觉得应该有四种倾向一定要注意，因为我兼任中国少数民族文物常务副会长，我认为文物和中医是一样的。我刚才提到了一个，中医价值的经济化；第二就是中医工作活动的产业化，可以产业化，但是注意它的活动产业化，这势必会给中医造成一些负面影响；第三个就是中医管理的市场化，这可能需要跟西医上有一些借鉴；第四个是中医产权的国际化，我们一定要注意保护我们的知识产权，我们一直是没有知识产权意识的，包括腹针的创新这些都应该注意。

张南：刚才于院长和孙院长说得非常好，你们所讲的在社科院是一个共识。21世纪是生命科学的时代，在21世纪以前，这个科学有两大分支，一个是分析还原论、地中海的基因科学，一个是中国整体动态平衡和自主再生的中医。在这里面，中国人当然不能放弃我们的科学理念。这两个科学到现在，我们所做的工作，自然科学不管他们，你们也是属于社会科学范畴。就是说在五年课题组做的工作，从中医典籍翻译等有关中医调研的情况，向国家社科基金汇报，现在形成一个新兴的学科专业，有五大稳定的方向，医藏经整理、中医人文社会科学的规划，规划刚才讲了一个医藏，第二个中医基础理论的研究与现代科学的关系；第三就是中医第一产业和第二产业、第三产业的经济研究。第一产业采集种植，第二产业炮制加工，第三产业公共医疗卫生服务和药品的流通。从来没有一个学科能把三个产业串起来，很少。第四，刚才说的困境，困境就是我们百年，因为我们被帝国主义打败了，这是一个特殊的历史，我并不否定，五四运动以来我们要民族自救，到了建国六十年以后，包括改革开放三十年，取得中国经济的影响，也就是说反思对中医的遏制发展，就是出现对它的认识偏差，其实说白了，让基督教的教义解决佛教的问题，这完全是扼杀，而不是促进。因此这里面有价值观的重新确定和理解，对法规和体制改革的重新建设。第五个，大国际战略。中医国际交流同时伴随着中医的国际博弈。中医药，特别是在药的方面，其实说国际十大药业集团，十年前就瓜分了中国的药材市场。让你中国人放弃你对这个思想理念，他来掌握主导权。在两年前我们李世明院长就提出这个事情，把中医作为国家生命安全战略的考虑。中宣部当时点到，如何催生新兴学科，让我们总结。这么一说，他让我们总结就确定了，下一步怎么做我们也正在思考，正在考虑这个事情。我们还是从学科专业考虑……

孙飞：已经上升到国家战略了，看来就是政治局的批示了。

张南：因为现在还有一个重大问题，食品安全大家都特别重视，我们就发现转基因、食品安全、中医药三个问题，一是中西方的对抗，是一个文明的对抗；第二个是反映全人类，你到底是回归原生态，还是不断地掠夺、掠取。

从 20 世纪追求生产力的发展，到 21 世纪注重生命力质量的提高，这很可能是这个世纪的转型。对中医药我们的看法，以华夏为代表的原创学说体系，和地中海分析还原论的学说体系，两个学科各有各的学说和体系，都是从此岸到彼岸的认识过程，本来可以互补，什么时候出现？我们也不知道什么时候出现。谁是谁非、谁先谁后，我们用原创体系这样会更清晰一些。

孙飞：中国现在是全球第二大经济体，中国要是在 2020 年左右超越美国成为全球第一大经济体之后，中国、中医自然就会成为全球的标准。未来中医的标准，中国不但是倡导者，也是实践者。中国的地位，在世界上正在提升，等中国经济总量超越美国那一天，如果人民币完全自由兑换，上海会成为全球第一金融中心。我们现在要做好一些理论实践和铺垫，未来中医一定是领导者、推广……

张南：不一定。我现在就说，我们现在在中医方面，国际市场份额不到 15%。你是原创大国，我们改变能占 30%，理想主义能占 50%……

葛亮：前一段时间开了一个全国哲学暑期班，我们做了一个调查，针对全国所有学哲学的博士进行调查。其中有一条是：你的哲学观点是什么？没有观点的人大概占 30%，有中国哲学的人太少了。这个是在请了北大楼宇烈、刘长林这些中国哲学大师讲完课以后做的调查，我觉得中国哲学在这些人脑中存在的比例比较低。我刚才听到广东省中医院可以做得很好一点，患者先去看中医再去看西医，如果在广东做调查，他们对中国哲学或者中医哲学的观念可能优于别的省。各位，你们说说自己的哲学是什么？哲学它必须体现出来才叫哲学。我看病第一反应是我先去哪个医院。我先去中医院说明我认可中医，可以把脑中的哲学体系划到中医。如果有可能的话，到广东做一个调查，中国人的脑中中国哲学还存在多少。

孙飞：中国实际上是哲学的发源地，易学是万经之首。为什么说中国教育要好好上易学这一课？你刚才问我的，我孙飞受的教育是辩证法、唯物主义，我很喜欢辩证法。我也是无神论者，这跟我的实践经验和学习密不可分。孙飞是唯物辩证主义者，这就是我的哲学。如果说某些人连哲学观都没有，他不够博士。至少他受到的理论熏陶和实践远远不够，他应该知道他是辩证主义者、还是唯物主义者、还是唯心主义者。现在要反思，近代和现代主流哲学都是西方的。在中国近代和现代没有流芳百世的哲学著作。但是中国几千年前就有了易学和《易经》，恰恰是哲学之首。这些东西要把它放到中学、大学的教材里边，从小进行教育。《易经》、易学，这就是中国哲学体系。

杨志敏：我们现在回到临床这一块儿来，为什么医生对中医信心不足、水平上不去？第一，他们没有看到疗效，这是很重要的；第二，他在这个体系里面没有真正找到原点。所以我觉得中医真正要发展，从教材上、从我们所学习的课程设计上，必须要改革。但是这个改革，首先要把中国文化，先从幼儿时候就开始培养这种整体、自然的观念，然后他才比较容易接受传统文化。而现在那些高考以后进入中医学校学习的，突然间要他从现代的科学观念转而接受中医，他们接受起来非常困难，甚至是抱有怀疑的态度，是一个痛苦的过程。所以中国为什么这几年被西方国家思想所统领？完全是因为我们放弃了自己的传统文化阵地，把原本的东西摒弃了，人家才可以占领。

张超中：最近出了一件事，佛山中医院弄了一个八卦。结果说它迷信，它说我这不叫迷信，我这叫中医文化。我们搞易学的这一块儿，多少次他们想开什么培训班，只要在报纸上一露面，迷信的指责马上就铺天盖地。

孙飞：我认为对中国哲学体系要进行梳理，梳理中国哲学体系在世界哲学体系的领袖地位，现在完全是被苏格拉底、柏拉图占领了……

张超中：你这种思维方式，还是受了现代思维方式的影响。

孙飞：现在我们可以用易学、《易经》、《道德经》解读。现在需要一个集中西医大成者，对中国的《易经》、易学有深度的研究，可以通过易学的思维解构哲学世界。

赵中月： 回到现实生活中呢，我提供点儿来自最基层的新鲜的信息。刚才张博士提出"享受中医"，这个提法源于当下的"享受生活"，挺值得玩味的。我觉得现在不懂中医，不懂中医的生活观、生命观就不能很好地享受生活。可以说，要想享受生活，首先要学会享受中医。

我们有几个同道人，这几年一直在做一个"中医民间行动"，大家自愿做的。在全国范围内发现和遴选出一批大医级的优秀民间中医。我们是从临床疗效、理论源流、本土化、原创等几个方面衡量，能够确认他是民间的大医。他们有极好的医德口碑、极强的临床疗效，还有自己的思想体系。

在广东兴宁发现了一个陈胜征医生，他跟我一见面就说：你在29岁生一个儿子，男孩。一下子就把我打倒。是不是简单的相面？不是。后面有一个严密的体系，简单地说是时间、空间交叉，年、月、日、时再加上当时出生或者此时此地周边环境因素，也就是说特定的时间、空间因素交叉在一起，给人体及其疾病准确定位，相当于全球卫星定位系统。然后在望诊上达到什么程度，不用说你什么病，看你90%的准。望诊的时候，看整个面部形态，各器官所对应着的五脏六腑的状况，可谓一目了然，"望而知之谓之神"啊。然后触诊，触你的不同部位的局部温度，他把温度强调到至关重要的程度。他读的书，我们在北京的这些人好像大部分都没读过。主流读书界读的东西他是不看的，他研究的一些东西很多都是失传的，中医那些最古老而隐秘的东西都得到了再现，而且他应用到临床当中，取得了很好的疗效。

还有在广东化州这个地方，民间中医大侠董草原，我一点儿不夸张地说，现在他的癌症临床治愈率90%以上。他提出了"癌症生长靠阴阳""癌症不宜补，宜解泻""三分治、七分养"等等一系列的观点和理论。核心是他的"天道"生命观，也就是说：只要太阳运行规律不变，人类生命的发生、发展和运行规律也不会变。

还有一个湖南武冈县的中医师，何曙光老人，88 岁扛一麻袋玉米上六楼大气不喘。他把人的体重赋予了一种决定论的定位，他提出"脾太极"理论，他对脾的重视和先天达到了极致。他有优婚、优孕、优生、优育等等一系列"优体"的观点。我们把它命名为"何氏体质优化学说"，具有极强的应用性和理论价值。

给我的感觉，中国老祖宗这些精华东西真的是在民间，中医在民间，根子很深，隐藏得很深。我们处于不断发现的惊喜当中，随后将推出一系列出版物，届时请大家分享。

其实把这些人所有理论观点囊括到一起来看，没有什么太惊人的东西，其中的一致性，也恰恰是反证出我们的现代生活方式问题。这方面需要警醒的东西、需要反思的东西太多了。面对当下生命的种种谬误，真正能够返本开新的，还是回到中医哲学这一块儿。现在我把这些信息提供给社科院的张老师、杨院长等各位专家，希望能引起大家关注。民间中医这一块儿，这个工作做得还远不够深入，这个宝藏是挖掘不完的。说中医是中国文化的元素或组成部分，有点儿太小瞧中医了，我认为中医应该是中国文化的杰出代表。

杨志敏：赵老师讲的事例很精彩。人家说与南方地域特点有关，很多中原文化传到南方之后、岭南之后，往往是保留下来了。所以很多时候，很多中原文化的东西在香港、在广州、在客家还保留得比较好，可能是由于岭南这个文脉，从某个角度说它封闭落后了，但是从另一个角度说它又保留了一块土壤，让它生存下来。

什么时候赵老师再去的话，可以与我们联合起来做。

赵中月：这么一些中医人，我把他们作为一个中医文化现象来看，我希望在座的各位专家，尤其是人类学家们到那儿做调研，做深入细致的"田野调查"，里边会呈现出很多东西。

张超中：其实你们所做的就是文化人类学的"田野调查"。当然，它更适合文学化的表达，我觉得这是一部很好的文学作品。

赵中月：是的，我们也是在做着这样一种文学准备。

于今：刚才赵老师，包括杨院长说的一点，就是调查研究，我们中医也缺少调查研究。我觉得倒是可以掀起中医调查研究的活动浪潮，要上升到政府、学术这个层面一起参与。你像民间打拐，后来就上升到公安部、妇联一起行动。我觉得赵老师在做一件非常有意义的事。

张超中：我跟你说一个信息，我们现在搞哲学，不是在研究所里面，我们是到养殖场里搞哲学，到猪场。邢老师知道，现在我们在调研食品安全的问题，添加剂仅仅是冰山一角，不是根本。最根本的是养殖模式，养殖模式都是从西方来的，现代化、集约化、规模化，让鸡、猪快长，就出问题了。现在中兽医药这块儿潜力很大。如果这一块儿不保障，你们治未病就不彻底，这是延伸啊。所以养殖业现在也提出治未病，而且提出用中医药治未病的理念去创造一个新的养殖模式，叫人畜合一。

薄智云：每讲起中医的话题都沉甸甸的。从中国古典哲学来看，中医理论体系就把中国哲学的很多理念和方法比较完整地保留下来了。因为哲学还得通过一种载体，使它的价值、社会价值得到体现。我觉得中医它是对中国古代哲学很好的诠释。所以我们现在研究中国哲学，我觉得把中医作为载体是一个非常好的切入点。因为知识的系统性，中医它是具备的。中医理论构建后，指导临床实践，这已经给我们提供了很好的旁证。中医系统在不断寻求新的思想方法进行自我补充，如果你不通过中医挖掘、整理、还原中国的哲学系统，我觉得再也找不到第二个。

其实我就觉得，如果要看我们中医的思想构架，它的系统，离开中医你看不到中国哲学的完整性。我觉得它是一个非常好的载体，现在我们用中医简单地进行一个描述，就是四个字：理、法、方、穴（药）。其实它的理论构建，在我们《黄帝内经》里边就讲，"源于远古，验于来今"，就是把古代经验，经过当时的验证，这就是一种很好的哲学思想方法。正是这么好的思想方法构建了这么一个系统。这个系统延续了两千年，它的最基本的一个知识链，就是中医基础理论这部分，其实它是很稳定的知识体系。它是指导过去疾病、现在疾病、未来疾病很好的思想方法。最近这么几年来我一直不停地游走于东西方之间，我觉得这个过程给了我一个很好的证明，就是中国古典哲学、古典文学非常优秀、非常伟大。我自己践行的就是"读万卷书，行万里路，历万端事"。这么多年我没有看过中医的书，西医的书读得也很少，主要研究的是东西方哲学。我是在实践过程中间学习，在和别人碰撞过程中间学习。靠的是谁？教学相长。那是《礼记》里边讲的话："学然后知不足，教然后知困……故曰教学相长也"。其实它的思想教学方法指导了我几十年。学习的目的是为了明理。在《大学》里边一直强调，真正做学问的时候有几个人去探究它的真理。中医搞的很多东西哲学命题不准确，就是命题都有问题，所以导致了中国文化的没落。最近这么多年，经过不断地反思以后我就发现，问题多多。所以希望从一个更高的层面来重新构建我们自己的知识系统。怎么才能够高度？从中国哲学。其实从中国哲学的高度去构建它的时候，你得保持自己原系统的完整性。徐悲鸿大师，我当时看到他的话，是在什么情况下？我以前就住在北太平庄旁边，学习班讲完了累得不行，骑着自行车，旁边有一个美术馆，看到了徐悲鸿这句话。后来到西方求哲学的时候，我发现西方哲学也有很多闪光的地方。公元5世纪的时候，奥古斯丁曾经讲过一句话，给我启发很大："由于我们怀疑，所以我们求证，由于我们求证，所以我们获得真理。"

赵中月：时间不早了，楼下准备了晚餐，大家可以边吃边谈。召集人让我给这次谈话做一个小结，我就勉为其难地"结"一下吧。本次沙龙没有集中在一个问题点做更深入地探讨，话题也比较散，但信息量还是够的。通过交流，其实大家已经感觉到，尽管各自专业背景不同，站位视角也不一样，但在中医哲学这个问题上，大家都有共识，而无论做什么事情，取得共识是最重要的。下一次沙龙的话题我建议谈"中医生活观"——当下人们的生活方式和观念有问题，而中医的生活观对于校正生活方式、对于解决现代性给人们带来的诸多生存悖谬，有纠偏与勘误的独到价值。就像刚才我谈到广东的民间中医董草原的癌症治愈率，有人问：为什么说是临床治愈率？因为病人出院时所有指标显示已经痊愈，但是一回到原有的生存状态与生活习惯当中，很快就复发，甚至死亡。对此，这位董医生说：在他的医院里，病人的治疗、生活方式他可以控制，但一回到病人原有的生活状态当中，谁也无法控制。或者说：很多现代病，尤其是癌症，其实就是当下这种悖谬的生活方式的必然结果。因此我们希望，中医哲学不仅仅是指导临床，如果能够干预和作用于人们的当下生活，那么，功莫大焉。

谢谢各位！

附一　顺天时，聚人气，传文化

（注：此为邢东田教授于中医哲学沙龙后发来的稿件。）

我本来没有准备发言，但听了昨天的会，向多位专家请教后，感觉有必要谈点儿看法。

我想说的第一句话就是，在当前形势下，中医承担着巨大的历史使命，但其自己的发展与此很不适应，差距太大。这是近代以来诸多因素造成的，但是正如一些老师提出的，我们主要要从自身来找原因。

去年我参加"中医影响世界论坛"第一次会议，感觉水平很高，都是业内高水平专家，受益匪浅。但当时也在有一点儿感觉，恕我直言，那就是自话自说。大家都知道中医好，有优势，但社会上知道吗？我们在宣传推广方面做了多少工作呢？

会后我给刘长林老师和李俊峰先生写了一封信，后来形成一个发言稿，标题为《振兴中医首先要走出中医——为中医药的科学原创性"正名"》。这个稿子后来没有机会讲，也就束之高阁了。但昨天会后回家一看，其中一些说法还没有过时，还有再说说的必要。

我当时大概的意思是："中医影响世界"这个思路很好，既符合文化多样性的世界潮流，又是我国文化发展的需要。但只在中医界搞，怎么影响世界？

从目前掌握的情况看，中央对中医药问题是了解的，医药界更是了解的。但问题是：为什么总解决不了？除了利益问题外，更为关键的就是要为中医药的科学原创性"正名"。"五四"运动以来，随着中国文化"合法性"危机的出现，中医也变得名不正、言不顺，屡屡遭受打击。如果不解决中国文化"合法性"问题，中医问题就无法从根本上得到解决。近年来，在联合国倡导文化多样性的大背景下，中国文化的"合法性"已经从理论上得到解决。许多所谓"落后"民俗、"封建迷信"都作为非物质文化遗产发扬光大，变成了国宝（当然也有问题，但局面已经打开）。但由于涉及到"科学"，中医的问题仍然是问题。目前中医在西方话语体系中（包括我国科学界和社会科学界），仍处于"非法"地位。科学原创上的"合法性"问题得不到解决，中医问题就无法从根本上得到解决，解决了也只是技术层面上的，不会有大的改观。有些中医界的朋友提出中医要影响世界，这是我们发展的目标。但在目前情况下，中医药在中国都影响越来越弱，又如何影响世界？如果能在科学性上得到"正名"，中医药就会"名正言顺"，就有可能成为我国经济文化发展的主流之一，甚至影响世界文化的发展方向。给中医药的科学原创性"正名"，作为中医药问题当前的切入点，我认为是非常合适的。

要为中医药的科学原创性"正名"，由于上面提到的原因，中医药界说不了话。那么自然科学界呢？我看也不行，科学主义占绝对优势，自己还没有整明白，如何为中医药界说话？前些年，通过刘长林教授的努力，中医药的科学原创性问题，在理论上得到解决（科学多元论），又成立了中医哲学专业委员会。可他的观点，即使在社会科学界，也只是少数人认同，遑论其他。问题在于如何推而广之。

振兴中医，当务之急是走出中医药界。可以先在中国哲学界打开局面，接着在人文社会科学界打开局面，使其成为学术界下一阶段的热点议题，然后在社会上造成声势。

科学上的"合法性"问题得到解决，以后的事情就好办了。

总之，"五四"将近百年，中医问题已到火候。一是世界文化多样性的广泛认同；二是有了理论准备（科学多元论）；三是全社会对传统文化的回归；四是"五四"百年回顾与反思；五是西方金融危机等等。目前是百年来中医药事业复兴与发展的最好时机，天时、地利、人和，万事俱备，我们一定要抓住这次千载难逢的机遇。

目前中华文化，除了佛教、道教外，当然还有一些非物质文化遗产的项目。真正具有活力的且生命体征比较好的就是中医，是中华文化在世俗化、技术化的当代社会，复兴中华文化的唯一希望。而从全世界看，按照传统思维和理论指导自己实践的除了宗教外，其他文化还有一些，所谓非物质文化遗产，但影响很小。

如何将中医文化发扬光大，不仅是我们中华民族生存发展的需要，也是全人类生存发展的需要。工业革命二三百年，已经将人类推向死亡的边缘。目前世界四大问题是无解之方程，一是环境污染，二是资源枯竭，三是人口爆炸，四是贫富分化。这样下去，人类没有希望。西方文化以基督教为基础，其特征一是仇视人类其他文化，二是要绝对控制自然界。这和我们讲"天人合一""和而不同"有着本质的区别。

附二　对于国家攀登项目：经络研究的哲学思考

——现代经络研究的价值与趋向

（注：此为薄智云教授于 1998 年在中国中医研究院举办的"经络论坛"上的讲话稿。）

经络是横贯中医理论数千年的命题，而且一直指导着无数代人的临床实践。经络框架的形成历史悠久，经络理论的完善从未间断，而现代经络研究的史无前例却是时代的需求，因此，必须对它的价值与趋向进行全面探讨。

一、现代经络研究的价值

经络作为针灸的核心理论引起世人的关注，而人们关注的其实不是经络而是针灸的本身。世界上惊叹针麻的神奇之后，接受的是不需注入药物、只扎入几根银针便可治病的奇怪事实，其次是对其原理的探究，使人们对经络的研究产生了兴趣。而为了让西方以他们认可的科学标准与尺度去接纳这一神秘的理论，我们进行了现代经络研究，这便是现代经络研究的实质与科学的价值。在此基础上进行的研究所涉及的范围是广泛的，必须进行必要的反思与讨论。

1993 年，哈佛大学亨廷顿教授提出了著名的"文明冲突论"。他的基本观点是未来世界范围内冲突，将主要导源于"文明的差异"；对于西方国家来说，最大的威胁将来源于儒家文明圈和伊斯兰文明圈，而对我们儒家文化的国家来说威胁将来源于西方文明圈。"文明冲突"的势态不可阻挡，随着信息时代的到来和文化交流的频繁，文明冲突将日趋炽热。东方会以自己的道德准则与价值尺度对外来的文化进行筛选，西方也会以自己的科学尺度对外来的科技进行丈量，针灸仅是作为中国文化的一个组成部分在西方的滩头登陆，而经络也仅是为了让西方对针灸的理论更容易接纳而进行的从现代医学角度出发的必要的描述。

近几十年来进行的大量的现代经络研究虽然走入了惯性思维的误区，但也取得了一定的成果，大家都从不同的角度证实了经络的客观存在，被西方学所认可和接纳，从这点上讲具有重大的意义。但它与我们的投入不成正比，这与科研的导向和技术路线的失误相关。科研是一种探索，允许失误，但必须不断地反思，成功可以总结经验，失败应当吸取教训，而更应当有的是科学的实事求是的态度，弄虚作假定会让后人所不齿。研究更不能在低水平上反复地循环，应使经络的研究不断地深化与完善。

人类对客观事物的认识永远是无限的，经络虽然是五千年的文化积淀，但仍需借助于现代科技手段使人们对于经络的认识不断地深化与延展，使其在针灸的方法上不断地创新，临床水平上不断地提高，这才是现代经络研究的意义与价值所在。而另一个更重要的价值在于将指导针灸理论的中医的完整的理论与整体观念的思维模式介绍给西方，并让他们认知与接纳。

二、现代经络研究的趋向

东西方文明在医学领域的冲突是两种思维的冲突，而具有真知灼见的科学家都人为21世纪的医学是以东方医学为主体的医学，这点决定了现代经络研究的趋向。

西医对急性病的救治独具优势，而中医对慢性病的调理得心应手，这是人所共知的不争事实。这一观念在儒家文化圈的人们的心中根深蒂固。虽然这一观念的形成来源于人们对中西医临床疗效的观察，而实质上与中西医的医理与思维模式相关。医学模式的转变与疾病谱的变化，使更多的人寻求中医的方法来解除痛苦，21世纪老龄社会的到来，加速了医学服务群体老年病、慢性病的急剧攀升，这种宏大的社会需求决定了未来世界医学对东方医学的更大依赖，因此，21世纪的医学将逐渐成为以东方医学为主体的新医学。而针灸作为东方医学的先导，面临的首要问题便是自身理论地不断完善与发展，使针灸在普及的前提下不断提高。因此，提高临床疗效的研究才是现代经络研究的正确趋向，才能促进临床技术的不断创新，进而促进知识的创新带动中医学科的发展，为 21 世纪的新医学做出更大的贡献。

当人们对经络的客观存在认知后，针刺经络的方式和部位对机体及疾病的影响，便成了现代经络研究的核心问题，随之而来的是中医基础理论对针灸的指导意义。使大家逐渐认知与接受这一对西方文化来说全新的理论与思维体系，才是现代经络研究的趋向与延展。完整的针灸理论的研究与再现，绝非通过现代经络研究找到新的生命结构体，让世界来一个震惊。这种从思维方法上把经络与脏腑及中医理论割裂开来进行剖析的方法本身已经深深地陷入了方法论的误区，不仅无助于传统医学的弘扬，反而很难得到合理的反证。在对现代经络研究的具体操作上，只能把现代医学与现代科技作为手段去阐释经络、脏腑及其他中医理论的科学内核与理念，必须对每一个课题本身的动态思维的来源与去处有一个大致的判定，使缺乏科研价值的课题"绝之于未萌，防之于理念"。

"先行而后知"是研究一切自然科学最基本的方法。对于针灸医师来说需要通过不断的临床总结使自己的理论升华，而对科研工作者来说则应从实践中捕捉一些临床现象作为切入点进行深入探究。"先求入乎其内，才能出乎其外"是避免陷入研究误区的最好方法与深入研究的不竭议题。这点也是使广大临床工作者介入的最好方法。现代经络研究绝不是脱离针灸临床而能凭空所成就。其次，"择其善而从之"是中国传统文化的一贯原则。对于现代医学与现代技术中的合理部分，我们也应当理所当然地兼容并蓄，这是科学的态度，也是完善传统医学的一种较好的方法。这不是"崇洋媚外"，是尊重客观事实的科学态度。当然，我们更应当提倡从自己的文化中去不断地发现与发展。应当谨记"圣人不期修古，不可法常"的基本道理，鼓励针灸学科的探索与知识创新，使现代经络的研究朝着体现东方传统文化及中医完整理论的方向发展，带动整个中医事业的兴盛，以崭新的面貌迈入 21 世纪。

结论

针灸作为东方医学的先导，逐渐融入西方现代医学体系，意义是重大的；经络作为针灸的主要理论得到西方文化的认可，其价值是可观的。进一步使中医的整体理念得到延伸是它的趋向。单一地把经络作为一种孤立体的研究背离中医传统文化与中医的整体思维与原则，毫无意义与价值，因此，只有从传统文化与传统医学中才能真正找到它的定位与蕴藏。

中医哲学沙龙第二期

时间：2011 年 11 月 26 日

地点：北京德胜饭店二楼会议室

参加者（以发言先后排序）

薄智云：腹针发明人，中国针灸学会腹针专业委员会主任委员，北京薄氏腹针医
　　　　学研究院院长，广东省中医院腹针研究所所长

赵中月：中国医药科技出版社首席策划，中医文化传播人，作家

邢东田：中国社会科学院中医药事业国情调研组执行副组长，研究员

老膺荣：广东省中医院名医工作室主任，主任医师、中医学博士

张　南：中国社会科学院中医药事业国情调研组执行副组长，研究员

张超中：中国社会科学院中医药事业国情调研组执行副组长，研究员，哲学博士

周蔚华：人民大学出版社总编，哲学博士

施安丽：施氏砭术综合疗法创始人

杨国利：中国社会科学院中医药事业国情调研组组员，研究员

牧　川：自由学者

李道安：美国加州执业医师，广东省中医院特聘专家

张红林：北京中医药大学针灸推拿学院教授

刘　哲：北京电视台编导

田　原：中国医药科技出版社首席策划，中医文化传播人，作家

周　炜：北京中医药大学附属护国寺中医院针灸科，主任医师，教授

伍　立：北京电视台制片人

葛　亮：中国社会科学院中医药事业国情调研组

左常波：董氏奇穴传人

杨　光：北京市宣武中医医院针灸科主任，主任医师

李　玳：北京大学第三医学院，医学博士

薄智云：今天我们召开第二次哲学沙龙。大家有很多是第一次参加沙龙的，我的前期准备工作不太充分，拖了一点儿时间，对此表示抱歉！这次沙龙的主持还是请赵中月老师担任。

赵中月：我先说说第二次中医哲学沙龙这个话题产生的背景。在座的各位很多都知道了，我们第一次谈的是中医哲学的困境，这个话题出现之后，应该说引起了有关方面的一些注意。这个中医哲学沙龙，题立起来很容易，但是实际做起来并不容易。这段时间薄老师、超中教授等几位一直为这个沙龙怎么做下去费了很多心思。经过一段时间的筹划和准备，这次中医哲学沙龙的题目叫"针灸与中国文化"。对于针灸本身，中医从业者有他自己的理解，但是这种理解大部分还是局限于传统中医范畴，我觉得可以从中医哲学角度上审视针灸以往的传承和时代衔接点。沙龙的意思就是大客厅么，今天大家聚到一起来，上午每个人发言 10 分钟，把个人的观点、感受、想法都提出来，下午的时间就自由讨论、即兴发言、展开辩论都可以，目的就是把话题逐步地打开，愈辩愈明，可能中间有一些新的亮点。

咱们还是按照上次的惯例，先请薄智云先生做主题发言！

薄老师这些年来在腹针临床上，范畴说大点儿就是在针灸如何和时代相结合上做了很多尝试，有很多经验，现在也提出自己的一家之言，这个一家之言不管是在中医界内还是在中医哲学界内都会引起相关的注意。现在请薄老师发言！

薄智云：上次沙龙是由北京薄氏腹针研究院主办、广东省中医院承办的，这次沙龙由北京腹针研究院、中医哲学委员会主办，广东省中医院协办。现在开始第二期哲学沙龙的主题发言。

我给大家报告的题目是"从经络的研究谈腹针的形成"。它的副标题是"经络的传统文化特征"。

　　传统文化是一个民族的灵魂，任何对华的侵略引发的都是奴化教育，是把中国传统文化从人们的记忆中抹去，并将外来文化渗入人们的思想。我在外国讲学这么多年有很多感受，我们从小孩子两三岁开始就强迫孩子学英文，反而对国学了解得越来越少。我就觉得有点儿不舒服，为什么呢？真正到国外讲学后，与外国人面对面交流的人，在中医界尤其针灸界里我算是出去比较长的。在过去十多年时间里边几乎每年两个月在国外，我也不懂得洋文，跑了很多国家，也没有影响我们跟他们进行文化交流。大家耗了很大时间，为了背几个单词，其实自己真正需要的知识并没有学到。我记得当时台湾蒋经国先生讲了一个段子感觉挺有意思。他说："让大家用了很大精力学外语，如果把这个精力放在自己基础，可能效果更好。"我觉得我们国家这么多年来，在中医这个行业里边，大家自己的文化、自己的经典都不懂，单词背了很多。单词背得再多，和中医针灸有什么关系，我到现在都想不清楚。如果没有传统文化做支撑，世界非物质文化的多样性将荡然无存。我到意大利讲学，因为我不懂意大利语，我的翻译说教授讲的是英语，他们说NO，NO，我不懂英语。人家每个国家都特别注重自己的传统文化，但是我们这么大的一个国家反而在这方面，自己的精神依托没有了。所以这样的话，我觉得对我们国家的长期发展不是一件好事。中医是中华民族赖以生存不息的宝藏，中医中凝聚着中华民族数千年的智慧，针灸作为中国传统文化的载体已经得到世界的普遍认同。我们希望通过对针灸研究的思考，从博大精深的传统文化中提炼出最璀璨的部分，对构建影响世界的新时代中国文化提供有价值的参考。很多年来我一直比较迷茫，也进行了一些反思，怎么样弘扬我们国家的文化？弘扬我们传统文化以后要把这个文化打造成什么样的文化？我觉得应该做一个思考。所以我提出一个新的观点，构建影响世界的新时代中国文化。我们不能永远停留在两千年以前，根据现今的环境和需要，构建能够反映中国人文精神的文化是非常必要的。如果没有自身的文化将会导致什么样的恶果？上次张超中博士编了一本书——《中医哲学的时代使命》。我看到其中奥地利的沃尔纳他的一段话，他认为将经络与神经系统比较是错误的，试图用神经理论和经络相比较，即试图把中医的经络概念整合到西医的体系中，这导致了摧毁中医思想的研究策略。我们中医这些年一直搞的是什么？用西医的方法对中医进行一个甄别。我觉得这是两个完全不同的系统，怎么进行评价？关于这个问题，在上次的中医哲学沙龙里我已经提出了我的观点。对于病人来说，病人可以评价哪种方法好、哪种方法不好。但是对于医学来说，中医评价西医、西医评价中医都不太恰当，因为自己的知识有限，很难对它做一个客观的评价。所以这么多年来我们为了证明自己的科学性辛苦了很多年，花了很多钱，做了很多不靠谱的研究，所以我说当代不靠谱的研究把经络搞得越来越复杂。古老而神秘的经络理论使人们丧失了思考。经络是什么呢？古代已经描述得很清楚了，两千年来即使有一些小的错误也已被修正，所以用不着现在继续对它大动干戈。很多人以科研的名义浪费国家钱财，弄伪课题，对我们的国家和民族进行欺骗，这是一种不负责任的可耻行为。学术"造假"，这个东西在我们国家太普遍了。这些年来我一直参与经络方面的研究，在广东省中医院还管着三十几个课题。我和负责管科研的这些领导坐下来谈，我说我们做的所有研究，真正有价值的研究不超过20%。他讲了，你估得还高了点儿。因为我不想再说得太难听。中华民族辛辛苦苦攒来的这点儿钱都被这些人糟蹋了，我觉得太可惜了。我们科研应该何去何从？科研是一个国家不断创新与发展的原动力，科研人员应该是民族的精英，如果缺失了中华民族追求科学的真理和良知进行学术"造假"，将是国家和民族的悲哀。

经过对针灸和腹针的研究我深深意识到，经络研究的意义在于什么？在于指导意义。对于经络，根据人们的认知水平提出一个合理的解释，得到人们的认可就够了。但是我们国家进行了大规模地研究，耗资数十亿、用长达数十年的时间从事经络实质的探究是一种严重的导向失误，也背离文化的精神。

我们腹针通过对穴位的研究带来了很多思考。腹针对经络的研究是从穴位开始的，经络，大家都知道它是一种生命现象，当刺激穴位的时候才能产生这些现象，而这些现象仅仅发生在敏感人的身上。我们要想研究经络，必须以穴位作为切入点，通过穴位的刺激慢慢地、越来越多地看到许许多多的经络现象，这个可以在动态过程中观察到这种现象。如果你要在静态下、解剖刀下能不能看到？看不到。其实对于中医来说说起来很复杂，但说起来简单也很简单。一共四个字：理、法、方、穴。它的最基础东西是穴位，没有穴位就不可能存在处方，没有处方就没有治法，没有治法就没有理论。研究的过程是一个反向的。

我们说穴位是针灸的核心技术，因为穴位是针灸实施的部位，所有的针灸研究都是在穴位知识的基础上开展的。首先是新穴位的发现和研究，如果没有穴位就不存在手法，更不会存在处方，所以针灸一切治疗和研究的基础知识核心都是穴位。

通过腹针对穴位的不断深入研究后，就发现有很多的问题。古代传承下来的知识相对是比较清晰的，如果我们进一步深入研究的话，我们就不能责备老祖宗了，为什么？时代在不断进步，我们这个学科应该慢慢引申它的研究。

传统针灸对穴位的理解建立在四个条件下：一，经脉是运行气血的通道，取穴时可以离穴，但不离经；二，穴位是一定面积的针刺部位；三，取穴是否准确，以能否取得酸、麻、胀、痛的针感进行判断；四，针刺穴位的状态以针感向病变部位传导为佳。

其实我们腹针的研究也是围绕这四个问题开始的。我们腹针的研究一开始是对穴位深度的把握，深度之后还有角度问题。为什么要研究深度和角度？那是在1972年的时候，当时有一个病人腰椎间盘突出，病人疼得出汗，我着急得出汗，所有的办法都用了，都没有解决。当时采用了两个穴位，气海、关元，扎下去以后病人不疼了，医好了。当时我就觉得找到了小窍门，找到了小绝招，治疗有办法了。结果没高兴几天，又来了一个病人，还是扎这两根针，一扎就好了，结果第二天这个病人又来了，肚子疼得受不了，然后治疗的是肚疼。所以后来就开始研究怎么样既治疗了腰疼又不让肚子疼。有的时候深度问题解决了，但扎上去有时效果好，有时效果不好，怎么办呢？往下、往左、往右，争取通过调整角度找到一个比较好的疗效，这样也能解决一些问题。所以就这样，在深度掌握好的基础上开始向角度方向展开探索。

失败是成功之母

医学研究的过程，是一个面临失败敢于不断调整状态、进行自我修正的漫长过程；在中医学领域必须经过大量和长期的临床实践，才可能会对书本的知识产生感性认知。

在英国有一个教授，他提出来知识分为两种类型，一种是意会知识。我们中医大多数都是意会知识，如果没有临床体会，没有对所学的学科进行实践，这样大家的学习就会有一定难度。怎么样评价针灸这个学科？实际上它是实用性很强的医学，由两部分构成，一个是知识，一个是操作水平。操作水平靠什么？靠训练，这个训练在学校的教育里是完不成的。所以必须根据自身的特点，就像训练一个乒乓球运动员一样。为什么一个好的教练才能教出好的运动员？因为它是一种实践性很强的竞技技术。我们针灸也具有这么一个特点。所以必须还原，根据自己学科的特点构建教育系统，才可能培养出好的人才。这就是为什么这些年来中医药大学这边的教学教出来的学生不会看病。什么原因？就是缺失了传统文化，没有继承我们传统文化的精髓。

实践体验的知识上升到理论层面进行总结与归纳，需要历经漫长的艰难历程。

在过去的一百年，西医日益依赖于自然科学作为其基础，患者仅仅像一个物体一样。在中医里，医生和病人的关系是截然不同的，患者是交互过程的一部分。这些是我们的优势，在中国文化里医学身心是合一的，在西方医学里身心是分离的。本身我们的医学有很多优势，但是没有引起人们足够的重视，很多被遗失掉了，所以很难把中医治疗理念贯穿到治疗当中。

为什么我们现在学术发展得不太好？"学而优则仕"，真正在一线看病的人被人们漠视了，在这样的环境之下，我们的学风日益下降。

相似疗法中穴位的共性特点

在80年代初期，全国掀起耳针热。我自己开始学习耳穴诊断法和耳针治疗胆结石的新疗法。受耳针穴位"差之毫厘，失之千里"的穴位特性启发，我开始进行腹部穴位定位的研究。根据腹部比较柔软、凹凸不平的特点，开始选用皮尺对腹部穴位进行测量，后来又改进成为直尺测量，这印证了我自己的想法，说明腹针穴位同样具有"差之毫厘，失之千里"的特点，疗效得到显著的提高，同时也给自己带来莫大的惊喜！

在1987年有一个耳穴国际标准化论证会，那个会议对我有很大的震动，我说针灸是我们自己国家的东西，但是连个穴位的标准都没有，这是有问题的。从那儿以后我就采用耳针的方法，用精确度量的方法把这个取穴问题解决。当时采用皮尺，用了一段时间以后发现不行，还有一些问题，后来才改用直尺，其实这个研究过程是很漫长的。

由于这件事情给我带来一些反思，其实我们中国的标准化比西方要早很多。就我们穴位来讲，穴位有没有标准化？在宋代王惟一的铜人，那个就是针灸考试用的，其实每个穴位都有相对的特异性。这是我经过多少年的研究以后在80年代末期对我们现在教材的一些基本理念进行了否定，才推动了我们进一步的研究。所以我们这个针灸的标准化构建于宋代，那我们中医的标准化构建于什么时代呢？罗希文先生讲，阴阳就是中医的标准。那是两千多年了，那是定性标准，为什么用到现在都离不开它？因为它把疾病的性质分成了两个大类，那就是最早的标准。所以不是说中医没有标准，我们中医设定标准比西方医学早得多。《伤寒论》里边有很多处方，每个处方里边有几味药，每味药是多少量，都描述得很清楚。所以说中国中医没有标准，大家可能把自己文化陌生了，所以没有这样的底气讲这些话。我在西方讲学的时候一直强调，你们标准算什么，中国宋代就已经有标准化了。他们跟我们讨论科学不科学，从来不跟他们玩的，为什么？西医多少年？西医还有几味药到现在还在用？但是中医两千年前用的处方现在还在用啊！

那会儿用皮尺量的时候发现，胖的人效果不好，瘦的人效果也不好。有一天吃饭的时候，病人送了一些苹果放在办公桌上，把他送出去之后扭头一看这个苹果像肚皮一样，突然之间想明白了，里边的腹壁是平的，但是脂肪堆积是不同的，靠一个皮尺怎么准确给底下水平面定位呢？从那儿开始我就改变了测量方法，这使得我们腹部穴位定位研究搞得越来越好，越来越精确。

在研究过程中间，我做得相对比较严密。为什么？我是从1972年开始带徒弟，到现在带徒弟带了四十年了。一个人如果看病的话，好不好就过去了，但是经常屁股后边有徒弟，你老得教他，你总结出的经验怎么用语言描述，这就形成一个转折，所以我对教学上深有体会。我在广东省中医院带了很多徒弟，不同学科的专家，大家都已经做到博导了，大家向你请教的时候，你得向他学习才能教他。所以《礼记》总结得好，"虽有佳肴，弗食，不知其旨也；虽有至道，弗学，不知其善也。"

我觉得我的研究在这么多年里边得益于中国古典哲学对我的思想指导，在后期的时候也得益于西方哲学和宗教哲学的补充。我就说自己研究的方法是否能够让别人掌握，身边的徒弟是最好的验证。你教出来的方法他能不能做出疗效，一个人能做出来不行，要每个人都能做出来才能说明这个方法是有实效的。这使得腹针的疗效操作越来越规范，研究越来越深入。

研究的升华是由量变到质变的过程

中医是经验医学，中国有句俗话说"医生越老越值钱"，说明培养一个医生需要长期的、大量的临床经验，其实西医同样也是经验医学，没有长期的临床经验很难成为一名高水平的医生。

我们中国文化和中医总结出来的是客观的自然规律，它是永远不变的，所以这是绝对真理。西方医学研究的是相对真理，过去的理论没有过十年就已经被淘汰掉了，认为不对，但是现在这会儿觉得对的，过了几年以后又不行了，所以它是不断地进行深入研究，不断地否定。我们不能批评西方医学的发展全部是错的，但是这种思路我觉得并不比我们中国医学高明。

有研究的思路才能找到研究的方法。在80年代中期我搞耳穴，参加国际会议前后，我到祝总骧教授那里参观，他认为，经络是立体的空间结构。他把不同深度的研究图像展示给大家，让我一下就傻了。从祝教授那儿参观回去我就开始进行腹部研究，经过五年的时间发现，腹部经络就是立体的，有三层。通过这些就把过去传统针灸方法进行了很大校正。传统针灸在当时情况下疗效都还是不错的，但是后来随着疾病谱的转变，疗效不行了，我们思维没有变化，所以影响了传统针灸的发展。所以在这个过程中间，我就觉得，针灸这个学科必须随着时代进步而不断调整自己的方向，因为疾病在变化，研究的方向必须把握好。当时我就提出了与时俱进的理念。我的第一本书在1999年。我们腹针疗法一直奉行的是传统中医思维、全新科学理念，无痛治疗方法，神奇临床疗效。在构建这个系统的时候以中为体，以西为用，以中医理论为支撑，以西医方法为补充。

老龄化社会带来的人文反思

面对老龄化社会，不同的国家会采取不同的应对，作为中医首先考虑的是未来社会将会面临哪些疾病的考验，只有中医的无药物疗法才能解决老龄化社会的问题。

科学是从属于文化，西方文化决定了欧洲医学，中国文化决定了中医，中医从属于于中国文化，西医从属于西方文化。这两种文化都是对的，没有什么标准使人们在两者之间做选择。

什么是中国的优秀文化？针灸具有历史性、科学性、合理性、无法替代性、文化表达唯一性、广泛适用性，它是世界公认的最具有中国特点的文化。这么多年到底什么是优秀文化？我没有听到一个答案，我觉得这个应该是中国的一个优秀文化。如果说这不是中国优秀文化，那么谁拿出来一个中国优秀文化让我们学习？所以我们必须建立起中医医学的评价体系才能使得这个学科不断发展，使得中国文化得到弘扬。针灸最能够代表中医和中国哲学，希望把中医文化作为立国之本，把中华民族的根留住！

赵中月：下面请邢东田老师发言！邢老师对中医哲学的责任感很感动，因为咱们沙龙本身是一个自发的、带有民间行为的活动。

邢东田：我现在简单说一下我的想法，刚才薄老师讲的文化问题，我这两年关注中医理论，以前也关注发展问题。我们现在比较这两种文化，按道理来说中国文化是顺势而为的文化，西方是逆势而为的文化。如果放在技术层面，各有所长，有时候很难争论。但是如果放到一个道的层面，从人类生存和发展层面来看，我认为顺势而为这种文化，实际上讲的就是人和自然的和谐，讲的就是天人合一，社会需要和谐，人体自身也需要平衡，你不能打破这个平衡。这个平衡可能是自然界几亿年、人类出现几百万年才达到的这么一个和谐状态。目前的西方文化，近代以来基本上发展成为一种掠夺性的、抢劫性的文化。这种掠夺性的文化表现在两个方面，一个是掠夺自然，现在自然界已经受不了了，一方面环境的问题，一方面资源的问题，都很难支撑；还有一个就是消灭文化多样性的问题，什么都是要求最后达到它的标准。我们的文化里头是不是也有一些问题呢？肯定也是有的。但是总体上来说，我认为我们这个文化要比它那个西方文化强、优秀。因为我们强调的是整体和谐。

针灸这个问题其实我不懂，但我觉得针灸它很好地体现了中国文化这个问题。它实际上强调整个人体的和谐。那天薄老师跟我谈这个事情，人口这么多，哪儿有那么多中药吃，现在大家都吃中药的话，接下来的问题就非常大，会有转基因问题、农药化肥问题。针灸这个体现了中国文化的非常根本性的东西。它的技术好在哪儿呢？它能体现治未病这一原则，而且非药物疗法又是比较安全的，浪费资源很少，它又是非常可持续的。所以我觉得将来应把以针灸为核心的非药物疗法作为主流的医疗方法，还要把医疗问题转到以预防为主，不能像目前这种以医疗为主。医疗为主，美国医疗费占GDP的15%、16%，我们才4%。北京市有一些单位加入医保当月亏空两个亿吧，这个根本没办法持续。

我是一个外行，在周老师、薄老师，还有很多具有实践和理论经验的老师面前，我这个实在是有点儿班门弄斧。我先说这么多，谢谢！

薄智云：就着邢老师的话题我简单说两句。中医系统和西方医学有一个比较大的差别，因为最近这些年我的研究发现，其实我们中医构建的系统对疾病认识的过程，它是全部有把握的，从养生、保健、治未病到临床的治疗、康复。我们中医的知识分为这五大块儿。但是西方医学主要是什么呢？就是预防、治疗、康复三块儿。它养生、保健这一块儿呢，好像不太多。所以养生是我们中国文化里边很独特的一种文化。尤其大家去了广东以后就可以看到，很有意思的。所以大家开玩笑说，吃饭的时候吃中药补，吃完饭喝凉茶泻。什么是凉茶？凉茶就是很常用的中药成方熬成药放在那儿喝。所以广东那边中药普及率是非常高的，很多市民都是半个中医，有个小病家里煲个什么汤、喝个什么凉茶都自己搞定。老主任你是广东的，你可以做一个简单介绍。

老膺荣：各位专家早上好！非常感谢薄老师给我这个机会。我是第二次参加中医哲学沙龙。刚才薄老师给我一个任务，这个稍候再讲，我先讲一下听完薄老师发言的感受。

我在这里应该是辈分最小的了。有人曾经说过上帝给了人类两个苹果，一个给了牛顿，另外一个给了乔布斯。我觉得它应该是给了三个，还有一个是给了薄老师，您能够从苹果得到腹针精髓。您讲到了临床医疗、研究、传承、创新这些内容，实际上我们中医学都有这样的需要在里边。前边薄老师讲了这些内容，一个是与时俱进的探索精神、精益求精的态度、严谨审慎的科学态度。我们医院之所以要请这么多大夫，就是希望把咱们医院医生的中医水平提升上去。但是，要做到这一点对老师的要求还是挺高的，不光是名师，有很深的学术素养，还要有很好的表达能力，能够教给弟子。我们从北京请了很多老师过去教，希望能够带领我们医院提升水平。

其实医院水平的提升，跟我们所处的环境密切相关。刚才薄老师提到一点，中医在广东地区可能比较普及。在上一次沙龙时我讲了一句话，中医在广东群众基础好，但是群众的中医基础还需要提高。在广东或者岭南地区，群众的中医基础相对而言已经比其他地区的水平要高一些。刚才薄老师讲的凉茶，还有天灸，在群众当中都获得了很高的认知度，他们很认可这种传统的诊疗技术，他们对这些理论有所认识，也不会麻木地听宣传、一知半解地求证。

那天我们搞了第二届中医膏方节，膏方也可以作为一种文化形式把医术、医道传播到群众当中去。事实上煲汤、煲凉茶是我们广东人一直以来都有的习惯。他们除了对常用的药材有很高的认识之外，还对肉类、禽类、鱼类也认识得比较深，能够在生活当中自行运用，对治未病或者慢性病的调理起到很好的效果。这种中医文化底蕴决定了他们对中医诊疗的亲和力，他们来中医院诊治、调养的比例非常高。广东省中医院的门诊量，是全国门诊量最多的一家医院，包括中医院和西医院。我们在做临床的过程中，还有一个教学任务，就是教我们的医学生；此外我们还承担着一个任务，就是向群众普及中医药。所以我们也意识到这一点，如果从相对比较低的层次来说，我们是为了提高临床疗效；从这个行业来讲，我们要培养更多忠实的患者。我们医院自己也举办一些讲座，健康大讲堂之类的。平常会在媒体上做节目，后来都是媒体主动邀约我们专家去讲，像我们一些专家会定期接受这种任务。这种做法是非常有益的，取得的成效非常大。在广东地区因为中医的普及，国学受欢迎的程度也是非常高的。很多国学传统理念，假如说儒、释、道为传统代表的话，在广东地区人们生活的各个方面都体现得比较充分。这方面对于复兴或者振兴中国传统文化是比较有利的。谢谢！

赵中月：张南老师的专业背景是历史，张超中的专业背景是哲学。这几年不知道为什么成为中医铁杆发烧友。而且张南老师他们这一段时间以来研究怎么样把中医哲学沙龙办好，这方面张南老师是资深人士了，下面请张南老师发言！

张南：我刚才在写，从薄老师讲课、这一段时间咱们的交流，有更多的想法我怕忘了所以做一下记录。因为薄老师教我很多、施老师也是教我很多，对我有很大的帮助和启发。今天第二次沙龙，从经络系统的认识出发引申到中医哲学的研究，这是今天沙龙的主题。我与邢东田老师、张超中老师，还有很多的专家都持有这样的观点。当今人类社会面对有限的资源已经支撑不起人类社会的无限发展观。因此看中医药事业近百年来，无论国内外，发展路径都是废医存药，不仅造成了中医的发展衰落，同时对于中药资源大多采取掠夺式发展。按照近百年来对中药的掠夺性的发展，世界卫生组织预测未来世界各国对中药的需求快速增长，中药资源今后无法满足社会需求，同时中药资源也面临自身的枯竭甚至是灭种。因此非药物疗法，就是以薄智云老师、施老师这种以经络为载体的非药物治疗方式，就是针灸的疗法，是中国今后医疗事业发展的重点学科。它将尽可能地化解中医药面临的危机。

从经络这个问题看，经络是中医的基础理论之一，它是一个主要的载体。针灸是中医药一个重要的组成部分，它甚至比药还要早。因此，从我们现在中国人恢复对中医哲学的认识，再次唤起对中华文化的认识，经络这个话题它恰恰是我们全民族乃至于学科发展的一个重要动力，甚至我认为它是第一动力。为什么这么讲呢？我们长期受到分析还原论的、以物质为基础的东西的主宰，已经形成一个固定的范式了。但是从中医层面来看，这种东西很不适宜。中医本质上是什么样的方法呢？我个人的感悟，经络的某种意义是中医或者说中国人最反映本质的一种思维方式，就是形象思维和逻辑思维可以在经络方面高度统一。看病先看现象，有了经络这个载体，为什么彼此间不同？这时候进入到一个逻辑思维的考虑。因此非药物疗法，对于现实中人类对资源的、对地球的不公，是有意义的。在我们发展中医的同时，恢复我们中国人对传统文化的认知，使它不再处于一种懵懂状态，如何普及这方面的认识？就是通过针灸、非药物疗法的手段，这个路径对我们中医无论是发展还是科普，或者说是启蒙，都可能是一个比较好的选择。随着最近对中医药国情发展调研的深入，我们逐渐意识到，为什么路径选择有差异，为什么有非药物疗法。我们今天从经络里边延伸，薄老师的腹针，这是20世纪的产物，这虽然是技术层面，但是是从中国哲学思维方式或者科学方法里边延伸出来的。怎样对中医继续深入下去，或者从本原怎么起步？我个人的看法，还是要对经络的东西有一个系统的认识，这当然对中医学界来说没有问题，这是你们的本原。但从我们中国社会科学方面、从哲学层面考虑，考虑如何发展路径，对经络应该多一些重视。能不能做成，还要依靠专家学者和更高明的人推动完成。谢谢！

张超中：首先感谢各位！薄老师组织这次会议，感谢大家的参与。我和张老师在中医哲学专业委员会，虽然这是一个正规的学术组织，但是学术组织的发展，不仅仅是需要有专业知识的人，而且需要社会上对这方面有兴趣、有认识的人共同参与。这样，我们这个学会才能够发挥学术组织和社会之间的联动功能。我们学会成立好几年了，我们希望我们学会不是把自己限定在一个专业学术组织，而是希望以这个学会为平台，真正把中医的思维方式转变成为每个人的思维方式，这是我们学会工作的一个目标。所以薄老师要组织这样的会议，我们全力支持。而且每一次参加会议，我觉得都是一个学习、受到启发的过程。很多的思维、思路和很多的想法，没有大家的参与、没有这个气场它激发不出来。我个人是非常高兴的！在会前和各位老师筹备这次会议的时候，也感觉到把针灸和中医文化作为这次沙龙的主题，既有理论意义也有现实意义。我们国家中医申遗两次都没有通过，把中医药打包，我们国家有很多具体措施，也提出了自己的一些看法，但是在规则上，联合国教科文组织规定很多，所以后来又改，把针灸作为申遗的项目，最后成功了。但是成功以后，他们也开了不少的会。我觉得欠缺很大，没有把针灸背后的理论文化体系，包括思维方式真正地讲出来。我们选这个主题，希望用大家的观点、大家的智慧，促进针灸的发展和传播。薄老师个人作为专家，刚才在主题发言里已经讲了很多好的经验，而且我觉得薄老师实际上也重复了以前古人在经络、针灸探索方面的过程，从穴位开始，到处方、到技法、到理论。最后回到理论之后，我们以后怎么样学习中医针灸理论？这个问题一直压着，就像这些年搞中医哲学一样也是一直压着。但是我觉得这两年情况好多了，上一次沙龙我说大家是不是要一改以往愤愤不平的气氛，要享受中医，享受我们的哲学。但是要享受生活，享受中医，这个很难。大自然赋予我们这么一个精髓，但是很多人不知道怎么办，而且作为一个国家的话，也不知道怎么办。我刚才受张南老师的启发，我就感觉到，非药物疗法这个问题，如果在我们国家发展战略方面就强制性让儿童、年轻人、40岁以前的人，以非药物疗法为主；40岁以后的你要养生了，要治病的话就以中药药物疗法为主。要化解危机，不从理上解决问题，这个结是解不开的。所以我觉得针灸和非药物疗法在年轻人里边应该是大量普及使用的。根据中医的道理来讲，年轻人精气不亏损，用这些东西反而有效，一用就灵，一扎就管用。这是我们这个沙龙，通过大家相互的启发，形成的一个可能比较好的思路。

第二个方面，我也看了这次沙龙提供的主题发言文章，我注意到里边有一句话：现在在国内外环境都那么好的情况下，为什么中医的发展、针灸的发展还那么萎缩呢？原因到底在什么地方呢？他认为就是思维方式。我们也很认同。但是我觉得我们把这个思维方式国家化了、区域化了。我们一提到西方，从一个国家形象来看，西方是我们的异己，中医科学也是异己，也是一样的。今天李道安来了，你是美国人，但是你现在来学中医，你接受中医的思维方式，至于我们怎么看你，如果从中美关系来看你的话那是一个概念，但是从文化传承角度来看又是另外一个概念，你跟薄老师之间建立了非常好的师承关系。所以我们对西方的概念，国家战略是一方面，那我们就从文化角度、思维方式角度看一看。这么看了之后，我们觉得并不是很多中国人都是中国的思维方式，也并不是很多西方人都是西方的思维方式。这样从这个角度来看，可能更能把这个问题看透了，把以后的发展方向、发展策略看透了。否则的话，我们都是理不清楚的，剪不清理还乱。

第三个方面，上个月在香山开科协会议，讲中医的思考方式。我的发言得到他们的认可。现在我们太不自信了，正因为不自信我们的文化就立不起来。刚才薄老师讲了很多科研方面的问题，花了很多钱，这个科研证明什么？它不就是证明一个结果可信吗？这个科研的模式就说明我们对祖宗的文化理论不自信，因为别人怀疑，搞得我们自己也怀疑，结果成了一个时代风潮了。到目前为止这个风潮虽然有所改变，但是这个根儿很深，已经渗透到我们国家各个层面、各个领域、各个阶层了，包括我们在座的每一位。有很多问题，因为你不自信，我们老祖宗好多东西你就看不出来，你就不会应用，宝贝就丢失得非常厉害。举一个例子，这次以色列得了诺贝尔化学奖，实际上我们中科院的一位院士早在 50 年代就发现这个现象了，就是因为不自信，不敢对科技提出新说，放弃了这个机会，与诺贝尔奖擦肩而过。所以我们中医这一块儿的话，回过头来讲，我们经典很精辟的，如果我们不自信，我们花了很长时间结果证明的还是那个东西。这是一个时代的隔膜，要打破这个隔膜还要从文化入手。所以这一次沙龙，提出针灸和中国文化，我们还是希望针灸能够在中医文化的支持之下得到发展，因为针灸的流派很多，传承也很秘密，科研也很兴旺，国家一直不断地支持。在文化的层面大家互通有无，技道并存，共同发展。师承才能真正把我们的好东西继承下来，那是一个缘分。这个问题我觉得你要看到它里边变的一方面和不变的一方面，我们从易理的原则处理它。现在从针灸的，包括针砭的发展历史来看，工具性的变化一直是不断的，但是它这个理论从确立以后，这个内核是不变的，这些统一对我们整个针灸的事业发展，包括科研教育等等方面，都会取得更好的促进作用。所以我们这次中医哲学沙龙，从这儿开题，希望在中医针灸申遗成功之后，我们真正找到一种向世界传播针灸、中医药和中国文化的一种方式。我们不要把针灸纯粹作为一个技法，要把针灸看成一种道法去发展。这样的话我们在国外教学时讲道，别人都是很认同的，就是讲理么，如果我们不讲理，无理难行，有理走遍天下。我们通过这个沙龙要把中医的理讲出来，这样对全世界的年轻人和老年人都是一个福音。谢谢！

赵中月：刚才超中博士说了一个概念，我很有兴趣。上次他提到中医思维的问题，这次又提到。这两次中医哲学沙龙，这绝对是一个着眼点也是一个抓手。中医思维，刚才说了，如果能够把中医思维转变成日常生活思维，这样就可以打开对现实生活、对于未明事物的管道。中医哲学沙龙，咱们搞哲学的人有优先发言权，下面请人大的周蔚华教授发言！

周蔚华：今天感谢薄老，听了几位发言感觉收获非常大。说实话我是外行，不管中医，还是哲学，都是外行。沙龙的特点是相对比较自由一点，不像那种会议发言，主题很确定，你的观点和会议别产生什么不好的影响，所以沙龙是一个讨论。

我刚才想了几个方面，我是外行，无知者无畏，说得不好希望大家给予批评指正。

我过去学的是哲学，思维方式有时候偏向于用西方哲学观点来考虑问题，偏差可能更大，但是有一些互补。西方从近代以来，德国古典哲学里边用科学加一些东西。它认为科学的认识是有限度的，在康德哲学里边把直觉、审美放在信仰领域。后来从这儿之后黑格尔发展到极端。黑格尔也想把信仰纳入哲学，他把概念、范畴、理念都想办法用科学解释。从那儿以后近代西方哲学，包括现代都延伸两条路子：对人自身的研究用综合性，西方人文科学；对自然科学的研究逐渐用分析方法。中医哲学不一定用西方方法，这些方法可能会对我们有一定的借鉴意义。

第二点关于人的科学，和一般自然科学还是有差异。中医科学研究人自身，不管用针灸还是药，都是调节人的自身。中医首先是整体性的思维方式，这个是中国文化、中国哲学，这是中医有优势的地方。任何一个学科都需要分析的方法，不仅需要个性、经验性，同时需要理性、普视性。这几年发生的争论，在这些方面大家有分歧，我觉得这个可能影响了中医的发展。我马上调到民政部，民政部有一个领导要到密云视察，说云经济。那个领导说云经济是什么东西？我自己也不懂。后来看网上说云里来，云里去，大家都说不清楚。大规模集成方法收集和传播，现在把云概念普遍化了，转到很多领域里边。它的方法是综合性的，但是要把云概念具体化，可能要用不同学科领域共同攻关，才能转化为实践。这可能也是我们中医要考虑的。包括刚才薄老师讲的经络概念，经络是最符合系统思想的，另外它具有总体性概念。经络是不是也是一种信息，我不懂。所以我在看上次发言里边，包括看了国内几本写中医的书里边，不管用什么方法，讲堵和通的概念，病是不同原因地堵了，用按摩、针灸等方法打通了病就好了，这些东西都有可重复性和可规范的地方。它要进一步发展的话，实际上是可科学化的。

刚才听了薄老师介绍了祝总骧的经络研究，这可能是中医的发展方向。用科学仪器进行立体化的空间结构研究，可以减少很多个体的差异。针灸的深浅、轻重、部位等等这些，我觉得可能是中医发展的方向性东西。

第三点讲到文明的互补性，不同的文明没有高低层次的差别，只有方式的差异。我后来学经济学，过去我们很少讲量的经济学，过去我们都是政治经济学。过去中国经济界发的文章一般人都能看懂，很少有模型和量的分析。这些年实际上受西方影响比较大，经济学一个非常小的问题，很简单说几句就能够说清楚的弄了非常复杂的模型，弄到了极致。不同的发展阶段面临的问题是不一样的。过去我们经济学缺少质的分析，这些年经济学开始朝这些方向发展。现在西方到了极端，有了量的分析，反而没有了质的分析。还原主义中西方都在批判，西方达到了极端地步，就像城里人过去吃白面现在要吃粗粮，过去农村吃粗粮吃惯了，希望吃细粮，所以不同阶段面临的问题和需要解决的问题不一样。中医面临的问题，恰恰那方面的缺失，需要在那方面强化或者是补充。从哲学角度来说，任何的真理都有它的局限性，有条件性和适用性。不管中医还是西医都有这种问题，我觉得怎么吸收另外一方面的特长，弥补自身的缺陷，这是我们思考问题和发展中医哲学或者中医科学的基本方法。我是从自己的职业背景来讲的，讲得不对的地方请大家批判。谢谢！

薄智云：刚才周教授讲的几个点找得都很准。我们腹针的标准化、规范化问题都解决了，所以可重复的问题不存在。

施安丽：我接着说中医哲学的问题，既然是沙龙咱们就随便说。真的，很多人不解的一点是，中医为什么一个病人十个中医看会出十个方子。是这样的，一个病人可能会有十个方子。通俗一点讲，条条大路通罗马。正因为是这样，中医的包容性相当大，手段相当多。咱们简单说，《黄帝内经》里边讲的中药、中药方的比例相当少，大量讲的是经络，具体治疗方法讲的是六艺，砭、针、灸、药、导引、按跷。现在的中医药大学，让大家把中医都理解成为吃苦药，其实不然，《黄帝内经》里边已经讲了有六艺。

其实我觉得取消中医这个事情，可能不是一百年前，而是五百年前就有的事。大家听着奇怪，其实是有根据的。清朝第一代皇帝就在皇宫里取消了针灸，因为他们的文化是马背文化，相信祝由，简单地说，其中就有跳大神。他们认为人的肉体是爹妈、祖宗给的，怎么可以用铁东西扎进去呢？所以他们第一反对的就是中医经络针灸，就在宫里取消了针灸。

美国人有美国人的文化，美国人是物质文化。中国人有中国人的文化，中国人是生命文化，这就是祖宗传下来的哲学。中国的哲学和文化，你妈妈早就带给你了，别看你是学西方哲学的。比如端午节的时候，你妈妈就把桃叶、艾草、大蒜挂在大门上，这些东西都是辟邪的。为什么辟邪？是因为这些东西苍蝇、蚊子都不找它，更不用说细菌、病毒了。其中的道理很多人不知道，所以就说是迷信，就要把它打倒。我们现在把不懂的东西就归纳成迷信，这很偏颇。

72　　中医经历这么多，却还是大难不死，原因很简单，就是因为它实用，人民需要它……

周蔚华：第一我不反对中医，第二我不讲中医是迷信。

施安丽：你的基因里就具备了对中医的好感，这是抹不掉的。你泡泡脚就会觉得舒服，这儿捶捶那儿捶捶，这都是中医。别看这个洋人坐在这里，已经学了十七年。我敢说我们一些小孩子在某些方面都比你强。

刚才他讲的，为什么十个中医会有十个方子就是这个道理。另外中医自己也会犯错误。

我讲一个真实的故事，来了一个副省长的弟妹，37岁，来看绝经的。她一进门，我已经注意到她的神态。我就说你不要看绝经了，还是赶快看中风吧。为什么她一进门我就知道她中风了呢？中医的望闻问切，进门的第一眼是非常重要的，第六感觉是非常重要的。她的脸有一个分水岭，一半的鼻子、眼睛、嘴巴位置不对了，不仔细看看不出来。所以我第一句话就说，你不要看月经的问题了。她37岁，一直在看西医，吃的是激素，激素一吃、激素一打就来月经了。后来别人告诉她别看西医了，看中医。

中医行不行啊？看起来很行啊。一吃药第二天就来了。她来看病以前已经看了很多医生了。中医都知道，桃仁汤吃了，第二天肯定来月经，这是大家都知道的事情。不过这是表面现象，解决不了问题，而且还会出新问题，甚至于出人命。桃仁汤她吃了，吃了之后，来看病时这一天来了例假，也中了风。我说不要紧，不要着急，当场就给她放了血。哪里放血？舌头下面的两条静脉。她的静脉上升到舌尖。她来看病时恰好是二九的第一天。这个女患者放了血之后马上就变好了，她再去做了个 CT，CT 结果表明她就是中风了。

今天和大家讲一讲，很快就要进入隆冬，最容易犯的就是中风，就是血液在脑子里出了问题。现在中风已经越来越年轻化，21 岁得中风的都有。在这个问题上，在座的大家都应该引起重视了。冬天的时候，我们一出门遇到冷空气，神经、血管就会运行困难，容易中风……中风现在是我们国家致残率第一的病。西医有功劳啊，片子一拍，你中风了，马上给你溶栓，人救活了，但是却瘫了，所以现在的轮椅市场很好。

你可以自己做一个很简单的检查，把舌头卷起来，照一下镜子，正常人的舌下静脉颜色浅，不应该超过舌系带。如果它超得很多，说明脑子里边血液运行很差，甚至于堵住了。这是一个窗户。有什么表现呢？她一边脸色不好了，甚至一边的眼睛、舌头、嘴巴都不正常，或者活动困难，这是比较明确的表现。另外脖子上面的风池穴会肿起来，或者一侧肢体活动不灵活，甚至手脚发麻，有的人在脚的内踝位置太溪穴肿起来。这证明你已经中风了。这样的情况下还有多少时间留给医生进行抢救呢？我们认为大约还有 6 个小时。上面讲的这个女患者是前一天晚上吃的药，早晨来的月经，上午来看的病。正好赶上三九天，37 岁，她就中风了。什么原因呢？就是因为血液被釜底抽薪了。通俗来讲，人身体里血液消耗最大的三个地方，一个是大脑，一个是心脏，一个是肾脏。她的血液不够，她的身体系统就自主调整，月经肯定就舍去了，不来了，不消耗血液。要是让我给她看病，我不会给她吃桃仁汤，而是给她吃补气、补血的药。血多了，气多了，都满足了，三个脏器满足以后，它就会自己来月经。可是医生不分青红皂白，不分析最根本的病证和问题是什么，就给她吃桃仁汤，来例假，釜底抽薪，又恰好遇到三九天，脑子血液不够，就导致脑缺血中风了。

给她吃桃仁汤的医生，就缺乏整体观。因为缺乏整体观，所以就就事论事，背方子，桃仁汤，什么病吃什么药，这就错了。我的治疗方法，当场给她两条静脉放血，十个指头放血，每个指头扎一针，放三滴血，十个指头三十滴。脖颈上大椎扎五针，扎完针以后用火罐把血闪出来，等于给她打开了窗户和门，给邪出路。这就是疏导的问题。大禹治水之所以成功，比他爷爷、爸爸高明，就是因为他采取了疏导的办法，而不是堵的办法。人体也一样。我们中医都是顺势而行，而不是逆势而做。哲学观念是什么？人是一个整体，人有五个系统，自统一性、自组织性、自排他性、自共生性、自应变性。比如说人的自共生性，举例子说，人肚子里的共生系统很多、很完善，有各种各样的微生物，各种各样的微生物和平共处。我们不能随便破坏它这个环境。但是前些年流行一个西方的观点，阑尾都被割掉了，甚至孩子刚出生就把阑尾割掉了。现在他们认识到这样做是错了。阑尾是人身体内微生物应急处理的一个系统，可以在必要的时候释放出各种各样的微生物，是人体内自平衡的一个调节系统。

比如说一个老人，85岁，特级教师，从来没有生过病。有一天得了感冒，医院给他用了正常人用量5倍的抗生素，打了后病人肛门出血，用进口的止血药都没法止血。为什么止不住血？实际是因为抗生素把肠子里的大肠杆菌都消灭光了。后来我赶到现场，问医生为什么用了正常人5倍的抗生素。他说有个不成文的内部规定，70岁以上的老人可以量情处理，但是他拿不出文件来。其实就是钱闹的，多用药多赚钱。这个老人就死了。这是西医院的事情。

我觉得大家应该对中医有一点儿容忍，有一点儿宽容。当然今天大家其实也都有这个认识，没有就不来开会了。中医经历了这么长时间的扼杀，还是大难不死。我想说个数据，这个数据你们可能知道。刚解放的时候，全中国4.5亿老百姓，有80万中医；今天有13亿人民，却只有27万多中医，还包括了卖药的中医。你们想想我们到哪里去找好中医。我到广东省中医院三四年之后才敢讲手掌纹的诊断，刚开始都不敢讲，怕人家说我是巫师。所以中医的确步履维艰。

周蔚华：从另一个角度，更需要我们把中医的东西让老百姓了解。

施安丽：您说得非常有远见。

周蔚华：解放初期，当时卫生部扼杀中医的行为，很可怕的。为什么能以官方名义做？如果大众都反对中央也不会这么做。有几个老中医给毛泽东写了信，毛泽东才把这个事停下来。

- - - - - - - - - - - - - - ☕ - - - - - - - - - - - - - -

赵中月：下午的讨论继续开始。上午的发言我感觉，可能昨天晚上没有睡好，都没有兴奋起来，希望大家兴奋起来，各抒己见。超中博士一直提倡享受中医，怎么个享受法呢？就从下午开始，享受中医，享受中医文化。老主任您继续来，中间有插话的没有问题。

老膺荣：下午我来抛砖引玉。上午张教授、张博士都提了这样一个想法，希望我们讨论的东西有一个抓手，或者说落脚点，或者说一个切入点。如何将经络或者针灸这个东西引入到我们中医哲学或者原创的思维理念里边来，从而带动中国传统文化的回归或者复兴，我贴近这个主题讲一下。

首先讲一下张博士提到的40岁以前，咱们可以用一种制度规范，采用非药物疗法，可以对中医药资源起到很大的保护作用。这个可不可行呢？咱们先不讨论。但是这个是有理论依据的，理论依据在哪里呢？就是孙思邈，他是咱们的药王。他在《千金方》里边有一句话，意思就是说人过40岁药不离身，我们是不是可以延伸为 40 岁前药离身呢？孙思邈能够成为药王，很大程度上取决于他的处事之道，他能够有这么好的处事，所以他修身的效果非常好。最年轻的记载都有 101 岁，甚至还有说 108 岁。他绝对是享受中医，是我们的楷模。这个可能还是离经络或者针灸远一些，再讲近一点儿的。在《千金方》里边有一句话"凡诸孔穴，名不徒设，皆有深意"，就是说这个穴位名字不是凭空而来的，都代表着很深的意思。这种意思我理解恰恰反映了中国哲学的思维和理念。

举个例子，刚才施老师提到急救的时候掐太冲，比人中还快。人中穴基本上中国人都知道，为什么叫人中？在座几位针灸大家肯定比我懂，我就用我浅薄的理解解释一下。因为它是处于鼻和口之间，它是在天地之气中，所以叫人中。病的时候用到这个穴位，它是可以循环天地、交通阴阳的。单从一个穴位能够反映出中医的内涵和本质，其他穴位更多的可以看到五行的含义。如果只讲阴阳不讲五行，相信它不是中医。

赵中月：对不起打断一下，关于人中穴位给你补充一下。人中这个穴位我们看着非常好玩在哪儿？不仅是字面上在人之中，它还在任督二脉的中间。唯有掐人中通了，阴阳相通，否极泰来。人中还有很多说法，这个东西很有意思。

老膺荣：单独一个穴位就已经是这样了。刚才讲到五行，还有很多穴位，比如说肺经的经渠穴，它同样是反映五行的理念。这种东西可能只掌握在针灸，或者从事针道这些人手中。我不是搞针灸出身的，我是以用药为主的，我对针灸的理解就很浅薄了。我们是中医人尚且如此，那么群众就可想而知了。我之前做了一个关于广东地区群众中医基础知识的调研，对中医的一些名人、名方、名药、穴位都有一些调研。我们看到，总体感觉上国人的中医基础知识，如果说科普知识的话，那是非常令人担忧的，尤其是年轻人。我们可不可以在临床，除了教好中医针灸之外，把这些理念也对学生进行加强。出来当医生的，以他们作为传声筒，然后普及到普罗大众去。因为他们是最贴身的教具，他们切身领会中国文化相对比较实际的、实质的，或者说相对比较本质的东西。否则我们总是说中医哲学、中国哲学，一般的群众都觉得比较遥远，而且讨论的东西偏于虚，如何形成一种抓手呢？我有这样一种想法。如果两位教授在社科这方面有这样的课题，我们希望有机会参与。谢谢！

张南： 很感谢你，刚才你发言里说的，对张超中老师的论证，也给我们一个提醒，现在我们知识分子他有一个对人类的终极关怀，以药为主。你能够引经据典支持搞针灸的人，所以我们应该保持这种中医精神。谢谢！

张超中： 我们一直希望国家能够做出中医药人文社会科学发展规划，我认为这是中国人文社会科学创新的亮点。社会基金规划办对我们的提法非常认可，但是具体做起来的话，我们中医局这儿好像没有打算。关键是看国家社科体制，能不能从一个新的角度切入。你比如说讲到理论问题，我觉得针灸里边，比如说像薄老师讲腹针的，气海穴气在里边；百会包括下边会阴，有阴阳在里边。

薄智云： 刚才大家说的这个话题，我在欧洲和美国讲学的时候一直强调，现在很多中医的现代研究把它变性了。讲穴位不是讲穴位，编号了。我跟他们讲，你们要想学好中医，要想学好针灸，先学好中文，因为每个穴位里边都提供了丰富的信息。但是我们前几年做国家标准的话都异化了，就是胃经里边12345，肺经里边12345，有什么含义？什么都没有。做国际标准的话我也提到过这个问题，这叫去中国化现象。在国外传播的时候，你想把这个系统恢复起来很难。所以我们的标准化、腹针的标准化分两条路线，汉语拼音你不懂不要紧，但是不要硬记 12345，我也有 12345，但是那里边还隐含着巨大的文化信息。

赵中月：前天我跟超中博士在一起说，最近发现一个美国人 70 多岁了，他大半生做一件什么事情呢？想把《说文解字》出一本书。他说了一句话，他说这几千个汉字的发生过程让我为之痴迷。咱们一到中医药、一到针灸的时候，刚才超中说神阙穴，我们最开始关注薄老师的时候，就是他在神阙穴上大作文章。昨天我们还发现，在骶骨这块儿又发现一个全息穴。关于针灸穴位命名的过程，包括这些中药或者中医产生的概念，到现在为止没有人关注。当一件事物在它发生到后来形成结论、形成概念的时候，中间经过了很漫长的演进过程。面对着这个过程有一些失语的，在汉语当中找不到相应的词汇解释它，只能用人类学解释它，人类学也没有关注到这个程度，所以叫发生学。我把它移到中医药这儿来发现，在这儿之前发生的过程太有意思了。中医学的概念、穴位这里边，为什么说针灸与中医文化，其实现在刚刚贴近本题，围绕着针灸并不是术理层面，我们用多学科来探视它，这样就可以避免就针灸谈针灸。

张超中：这一块儿他提了很重要的观点。原来我们做道教经典研究的时候遇到过这个问题，内丹学到底古人指的是什么不知道。原来道教协会会长陈会长有一本书，他是用训诂学的方法，《周易参同契》里边这些词，能够考证到的，它的原意到底讲什么，然后会意过来，讲的这个事是什么。中国古代对一个事情不是随便命名的，有这个名就会有这个实，现在对这个名字不重视了。

杨国利：我在这儿之前，有一个算命的，《周易》术数算命，生辰八字加名字，那天特别问，你这繁体怎么写，简体怎么写。字变了，数就变了。我们古人仓颉造字，不是随随便便造的。那个人给我算的时候，他特别强调文字本身的信息量，如果你用西方文化的数字没法给你算。

张超中：是这样子，它里边带的信息，薄老师讲的先天信息，这个先天信息就没了。原来研究庄子，说哪儿在先哪儿在后，它利用的方法是什么呢？北大刘笑敢博士，就是从词这儿研究的。他说以前的词都是单字的，没有两个字连起来的。他就考证内篇和外篇，精就是精，神就是神，后面连成精神，最后把精的意义弄没了。所以字在术语里边、在古代术语里边是有特定解释的。比如说像针灸里边讲五输穴，我在读书的时候觉得非常严密，哪经从哪儿起源的，从哪儿归过来的，相互之间的流注又是怎么回事。一般经络里边还有奇经八脉的问题，这些东西的话我觉得太深了。中国文化是非常讲究实的，每一个穴位真正的功能是什么，如果它不和你生命本体联系起来，单从外表上理解它，就达不到针灸通的境界当中去。《周易参同契》里边的说法，那些理论的原形，比如说人和太阳、月亮之间的对应问题，这个最早是在《灵枢》里边讲的，《周易参同契》是借用《灵枢》理论讲出来的。所以不懂《黄帝内经》搞道都搞不了。所以我觉得我们必须回去，我们怎么回去？能不能回去？借助123能回得去吗？这个"1"讲我们"道生一"才能讲得通，讲阿拉伯的"1"跟我们这个"一"相距甚远。

赵中月：80年代的时候，社科院何新先生提出了一个历史概念集合。我记得在那场争论过程当中，钱学森很支持他。现在我总是在想，怎么叫历史概念集合。我经常做换位思考，我一结合到中医药这儿想，集合到这一块儿想不得了，每一个概念都是坐标。一直说中医文化，这个概念是需要界定的，现在没有一个明显的大家认可的结点。中医界内的一些专家、境外的专家谈了两天，谈中医文化问题，谈来谈去还是觉得不是特别清晰，没有边界。现在咱们说中医哲学也好，中医文化也好，作为最基本的组成单位，对中医文化的界定，对于文化的界定，他们和中医的关系和生命的关系，不说那么多。我就想到，关于对事物命名的原初，可能也就是道产生的。比如说我经常想，这段时间玩味"道可道，非常道。名可名，非常名"，老子为什么把道和名先提出来？他绕来绕去说什么？我就想，"道可道，非常道。名可名，非常名"，道就是名产生的条件，名反倒是道的形象载体。我希望这一点引起大家注意。在21世纪，在西方哲学中说的语言哲学时代，那么它的显著特征，语言是决定论吧，在咱们这块儿，回到中医文化和中医这块儿，语言决定论的同时，在每个概念和名称后边的东西更值得我们中医人和社会同仁关注它。这里边因为没有现成的学科。超中博士上午提到一点，说由于有他在所以很兴奋，我也有同感。我们中医或者针灸开这样的文化沙龙，有您在，您带来的是他者的眼光。我们现在就想，现在如何以他者的眼光关注中医文化，这里边的课题太多了。我当然不是他者，我站不到你的位置。如何以他者的眼光，这个概念本身是文化人类学的概念。现在我们看中医，张南老师、超中博士一直谦虚说我们不是中医人，其实是对中医文化和中医哲学感兴趣。我们现在在看中医、看针灸的过程当中，我们自觉不自觉地也是一种他者的眼光，一种外来者的眼光。我本人有很多体会，这算是我的正式发言。

牧川： 今天各位老师都在场，我想提一个问题，这个问题也想好几年了，一部分想通了，还有一部分没有想通。我不是学中医的，我关注的问题比较杂。中医，一般人觉得中医应该是关注身体的学科，人身体是矛盾的统一体，不管是微生态平衡，还是其他各个方面的平衡都是这样。其实人的精神应该也算是一个矛盾统一体，人有各种各样的欲望，吃喝拉撒的、情感的等等。按照中国人的说法，任何一种欲望都不能太过度了，过度了就偏了，偏了之后这个人就要出问题，这是中国人普遍理解的。与这个认识稍微相对一点儿，我关注西方文化也比较多。中国文化和西方文化有一个特别大的差别，就是中国文化特别讲平衡，矛盾的统一体是一个平衡状态。西方文化特别讲一个问题，简单举一个例子，像古希腊的时候它的艺术、诗歌都是激情澎湃的，非常讲究高峰的体验状态。基督教就非常讲一种崇拜，狂热的崇拜，崇拜其实也可以叫做一种欲望，对基督教的无限崇拜，对上帝的无限崇拜。比如说修女会把平常的欲求全部割舍掉，然后跳入非常狂热的信念当中。这种对西方文化影响非常大，所以在西方整个文化、宗教、艺术等等方面都表现出来非常强大的倾向，比如说它的画像，可以画饱满的色彩，追求的是一种极限。诗歌也是这样，很多诗人写东西的时候，投入到一种纯粹的状态。所以你看西方艺术家和中国艺术家有很多不一样的地方，中国艺术家特别平静，西方艺术家自杀的特别多，他们的性格、人生命运，体验的都是非常极端的状态，所以说自杀的很多。他们追求的都是一种在现实生活中不存在的状态，因为不存在么，所以说他就自杀了。有的说追求一种瞬间和永恒的状态等等。在19世纪末期和20世纪初就看到各种各样的流派出现了，人生投入到一种虚无的状态中。

杨国利： 就两句话可以总结一下，西方是执一，中国是中庸。

牧川： 其实身体和精神是相通的，人的精神状态会直接影响身体状态，你的身体状态也会直接影响精神状态。人和自然界也是一个统一体，人会影响自然界，自然界也会影响人。我现在有一个问题，按照我们通常的说法来说，一个人起码是一种矛盾平衡的状态、和谐的状态，这个时候才会感受到一种内心的自由和安宁，才不会说对各种各样非常偏执的欲望直接攫取，让你内心非常混乱、非常痛苦。你要达到这样一个状态，应该是我们一个共同的认识。但是有的时候又会想到另外一个层次问题，在人类历史上常常会出现这样的现象，比如说坏事做尽无疾而终，这个事情非常多的。像历史上的一些暴君。按照我们的想法，你应该达到精神和肉体的平衡状态才会幸福，但是在历史上出现这样的现象，这个人坏事做尽还无疾而终，内心还非常坦然。从中医角度来讲，这样的人、这样的性格会导致他的身体会出现什么样的状态？

薄智云： 不同的文化构建了不同的价值观。他追求的，他向往的，他就觉得那个挺开心。我们中国人一直教育大家，"勿以善为小而不为，勿以恶小而为之。"请李道安讲讲他是怎么看待针灸与中国文化的。

赵中月： 讲之前还要限定一下，你已经学了这么长时间的中医和针灸，我不希望你轻易地被中医同化了，希望你带着你的背景谈怎么看中医文化。

杨国利： 特别想知道，你最大的困惑是什么？

李道安： 我先简单介绍一下自己，我来中国的目的是什么？为什么要学中医？其实跟牧川的问题有一点儿关系。人的心和身之间关系是什么呢？90 年代在美国刚开始谈到这个问题，就是身心医学，开了一个学科，那个学科叫心理神经免疫学。当时在我决定要学这个科目之前，我是一个滑雪的选手。我是很有定力地、非常刻苦地练滑雪，可以超过所有的朋友，在训练方面非常非常刻苦。但是到比赛的时候我远远不如他们，可能是比赛当中的心理素质问题，可能太紧张了或者太兴奋了，没有把握好。因为这一点自己受了伤，从那时开始去了解东方的一些文化。比如说从运动心理学里边的一些全身放松的方法，我就开始了解。在放松方法里边有一些冥想，冥想跟什么有关系？跟静坐有关系，静坐跟佛教有关系，我就开始学这些东西，开始练太极拳。我在学校的时候，上大学时就想学一种比较有整体观的医学，但是我们学校没有。最多有一个，就是营养学，算是预防医学里边的一个门科。后来也考虑学西方的心理学，但我发现学西方心理学的时候有特别强烈的排斥感，这个东西不对，到底什么不对，不知道。有一次去上课，那么多人在上课，我突然间有一种幽闭恐惧症的感觉，我就跑出去了，潜意识里觉得这个是有问题的。后来我在母校，当时也没有中文系，自己就去学中文了。后来发现中医是什么呢？中医已经把人看成一个身、心、神一个有机整体的人体模型。我想去学它。我想学中医的话，其实根本不用来中国。美国的中医学校有 50 多所，国外很多。但是为什么决定要到中国学中医呢？当时也是这个想法，我是学中医，还是学心理神经免疫学呢？在其他科学里边对人身心的认识，我可以从一个实验的角度、从一个研究员的角度去看身与心之间的关系，但是我没有办法去把握自己的身和心之间的关系，这是与中国的东西的不同地方。我可以从科学的角度解释得非常清楚，距离、过程发生什么，但是没有办法把握，而且我对把握是感兴趣的，所以到中国来学。刚开始的时候在语言上我是怎么表达的呢？就是把自己搞清楚。来到中国多少年以后才知道不是这个原因，其实是为了悟道。就是我们身上有道，而且可以通过学中医而去悟道，这是我来学的目的。

之后我也发现，我为什么把中医学得非常好？关于针灸，我很感谢薄智云教授，多少年了，对我特别包容，教我很多东西，一丝不苟地教我。以前一个人在比赛过程中没有把握好，心理素质可能是不够的。但是我的易拳老师一直教我怎么站桩，通过站桩，我不光理解了中国文化，它还会体现在我身上，这是中国文化很大的特点。所以可能有一些关于精神的东西，在西方国家，好多艺术家可能潜在有精神分裂症。所以薄老师刚才讲了价值观问题，他追求这个东西，所以他可以废他这个身。但是在中国，既包括天道，你的身上也有这个道，你生活方面符合身体的自然规律，就是你把握了自己的道，把你的人性表现出来了，这个我认为是道。

我在中国呆了十七年，如果只是为了学一个针灸小术回去，我来三四年就可以了。其实我在学校里边学针灸，我在中医药大学里边呆了那么多年，我所看到的针灸效果真的是非常不明显。我们说的中医教材针灸，看了那么多年了，真的觉得没有办法这样走下去了。所以我很喜欢往中国文化里学习。后来有幸认识薄老师，扎一针身体开始有反应。哇！我第一次感觉到经络是存在的。

我了解的中国、国外学者，对中国 60、70 年代的历史，认为中医属于下围棋最弱的那个，是负责政治的。中医太强大了，用西医压它，当时是这么看的。

关于我的学习呢，第一次看到薄老师处理一些病人，效果非常明显。因为一直跟着老师练易拳，有一些手法，比较适合我。我经常听到这句话，他们会说不知道你相信不相信，李道安你比中国人还像中国人。为什么他们会这么说呢？我长得也不像中国人，好多中国人日常生活的东西我也不是很会，人际关系我也搞得不太好，怎么说话我也有问题。但是我觉得原因是什么呢？我接触了比较多的中国优秀的传统文化。其中不管是中医，还是腹针，这是非常客观的。通过我练拳学到中国儒、释、道的文化。好比有一些西方人要去学藏族的密宗，一些语言是藏族的喇嘛在用，但是平时老百姓不学。我学的中医的东西是比较高层次的、比较优秀的东西，所以会有这种感觉。但是我知道，我有很多地方、很多问题是很不中国的。话说回来了，我在中医药大学呆了几年，我是很有意识地中化自己，不管是在语言方面，还是在生活习惯方面。学中医最大的困难是什么呢？西方人的思维，我们非常想掌握某一种现象的出现，它背后的本体是什么，某一种疗效要掌握它的机理是什么。所以我刚开始学的时候，说针灸是调气血，可以，什么是气？"气是气啊"不能满足我所要的答案，跟没说是一样。所以我的困惑就在这些方面。但是我有幸，有一位中医药研究生他姓李，他教我，从西方的本体论的角度看中医。这有什么好处呢？它就帮助我把中医取象。

杨国利：中国传统文化有一个名家公孙龙的《白马论》就是讲名和实的关系，那是中国诸子特别重要的思想，相当于现在西方文化里边的本体论。在名和实之间会产生分歧的，一个名可能代表十个实，怎么办？在传播学上怎么把名和实融合在一起？所以他就提白马不是马，特别哲学的一个讨论。说白马不是马，其实就是名实论，就是本体论。

李道安：他用本体论帮助我去学习。学了大概一年半以后我才开始明白，象这个东西大概是怎么回事。我印象比较深刻的是去张家界，中国人去这个地方和美国人去这个地方是不一样的。美国人是不需要导游的，中国人是需要导游的。为什么中国人需要呢？如果有人领你去呢，看到每一座山他会讲这个像什么，这里有什么故事。美国人去的时候，他更重要的是感受那个环境。我看中国人大部分去那个地方很少是感受环境的，到那里照一个相，感受是比较少的。

对薄老师今天上午讲的关于中医、西医、科学方面我稍微提一下我的看法。昨天坐飞机过来的时候，我们跟老教授谈，中医和西医，其中一个是比较人性化。老教授说西医是比较人性化。为什么呢？西医能做到什么呢？我不管你的人，只管你的病。你的病怎么来的、你怎么生活，相对的我不管。等于什么？你的病是不是由于贪、嗔、痴，我不管，我只管你的病。而且看病的方式很快，我吃点儿药就走了，或者动个手术，修复一下就好了。但是中医的要求就太多了，很罗嗦，很烦。

我跟老教授玩了一个"性"字，我说西医更人性化，中医更人心化。西医就是管你的身体，不去改变你。中医是什么呢？一定把人心认识清楚，人心不是你的本来面目，这个本来面目是道。西方科学是干吗的？认为科学应该征服自然。牛顿的科学是建立在他们的思想下，怎么用数学表达，我们怎么征服自然。而中医呢？而东方文化呢？怎么去顺其自然。这是中医非常非常重要的观点。为什么呢？像我呢要费这么大劲儿学这些东西，因为我在美国找不到，所以我到中国来找这个东西。找到这个东西后，其实我也很想把薄老师的腹针学得非常好。为什么呢？因为我觉得我回美国以后，我可以通过这个术能够让人看到中医有那么好疗效的方法。而且这个术做得非常好的地方在哪里呢？它跟西医是整合的。比如说它讲病，某一个病，某一个方标准化、操作规范化、辨证条理化，相对来说它是西方人能够理解的，桥梁式的一种治疗，这是一个切入点。如果我能够把它在那边做好的话，可以让更多的西方人对中医感兴趣。他们对中医感兴趣意味着什么呢？他们会去了解它，了解之后才会喜欢它，喜欢它才会欣赏它，所以才会从科学的角度去研究它。如果他一步一步地、可能是以年代的顺序了解中医，他会做到什么呢？了解中国的传统文化、中国的国学，最根本的就是儒、释、道的文化。为什么我有这个意图呢？因为我觉得中国的儒、释、道文化是可以拿出来抢救人类的。我们要征服自然的科学已经把我们，包括北京，造成很严重的空气污染、严重的水质污染，我们各种资源都已经快没有了。人类已经面临非常严重的危机，很多是不可逆转的了。为什么呢？因为跟人的贪、嗔、痴有关系。腹针、董氏奇穴是承载中国传统文化的，克己复礼。克己是要克制自己人心的东西，回归到本性。我来中国这么多年，我感觉最重要的是在修行，是在学这些东西，而且是非常有价值。我希望通过我能够把这些东西传到国外去。但是我还没有把它们传到国外，我还在中国广东省中医院，通过薄老师的教授，在那边开始工作。我的任务是什么呢？只不过是讲讲课，讲一些古代西方哲学观点，吕院长希望把哲学氛围在医院里边加强。但是我在做的过程当中，通过我给病人看病，带着中国学生给中国人看病，不仅有很明显的疗效，还有我对病人的态度，我发现我成为他们一个医德或者道德的模范。

施安丽：你很幸运，中国人很包容，中国人对外国人特别客气。我到你们美国会有这么客气吗？真的很不一样。中国人真的对所有的老外都特别客气，这就是中华民族的文化，中华民族的优秀之处，你要把这个文化带回去……

李道安：中国人是这样的，有很包容的态度，我不怀疑这个。但是我觉得我做这个事情，我不是为了中国人做，我觉得道的东西不是中国人的，它是人类的。中国人很有智慧啊，中国的古人很有智慧，非常有智慧。其实我是抱着这样的心态，没有别的想法。因为这一点，所以中国人会对我包容，会教我东西。以前我听到很不舒服一句话，你把中国东西学好了，回美国赚大钱去了。这不是我的目的，真的不是我的目的，可能有这个结果，但是不是我的目的。

施安丽：你已经讲到性命双修了，已经进去了，但是你后来又出来了，你再回去。明白吗？

李道安：一定好好理解。关于为什么针灸那么重要，就像薄老师讲的药材问题。上一次在广东省中医院有一个医生，他在美国或者加拿大买药，药涨了四倍，涨了400％。今年年初中东出了好多暴乱，最根本的问题在哪里呢？粮食问题。我觉得用这种技术的方法更好。

最后要讲的是科学问题。薄老师也讲西方科学是一种实验科学。我认为，所谓的科学，西方国家也有类似于中国的体验科学。有一个科学家，19世纪的，反对实验科学。你认识一朵花不是解剖它，而是看着它，看着它三天，才能知道这个花。以前我经常去澳门找左常波老师，有一次我们在酒店转一转。他开始想一些问题，关于手诊。我坐在他旁边十几分钟，我就觉得不知道怎么回事，我就走了，走了一大圈回来之后他还在看他的手。我就想到真要学到东西真的要这样做。他这样做，薄老师看肚子看了二三十年了，我们很难这样地科学思维。所以我觉得这是非常非常宝贵的。

现在西医不是建立在牛顿之前的西方科学的理论体系，所谓的唯物科学体系。现在医学已经不是在微观层次，这时候唯物是不成立的，应该是一个唯心的认识了，是现代的物理学。我所理解的，张博士也可以纠正我，我所理解的中国古代思想，大部分是以唯心来命名的。现在通过各种各样的西医方法来检验、试验中医，就是真的去想。你本来不是建立在一个哲学生命观上，从另外一个生命观上证明它，这是不符合道理的。

杨国利：这个东西相当于用量子物理学验证经典物理学的原理。用西医的方法研究中医的那些理论体系，好比是用量子物理学去研究经典物理学。

李道安：有一个比较有名的哈佛教授，一个日本人，去研究中国的中医和古希腊的医学的早期发展史，就提到了，这两个体系是怎么形成的、有什么差异、为什么出现分差，不仅仅是思维方式的不同，还要推到它们语言表达方式的不同。一个是倾向于比喻的方式，一个是名和实一定要连在一起。东方人、西方人，盲人摸象。他提出来了，不仅仅是盲人摸象，那个象是同一个象？不是，因为你带着不同的感知方式，那个象也变了，不是同一个东西。西方的学者做这方面的研究，其实换过来说也可以叫从外国人的角度研究中医，更有意思，不是那么死板，或者是从一些角度、方式，可以去帮助我们国内的学者。而且他们做的研究真的是非常优秀的。所以我觉得，今天我作为一个旁听者讲了这么多，其实真的非常感恩。

感恩薄老师这次让我过来学习；感恩中国的传统文化、中国的国学。非常感谢！

杨国利：我学西医的，接着李道安的题讲。身和心的问题不仅整个中国，其实全世界都一样的。但是中国人选择的路径、中国古人选择的路径不一样。他选择的路径是要怎么把心和身合到一起。我们重要的天人合一、物我合一，那个是要让人把身和心合在一起的。其实中国传统诸子都在做这件事情。我前两天读《庄子》，其中有一段孔子和颜回的对话。颜回有一天见到孔子说，我进步了。孔子问他你怎么进步了？他说我忘了仁义了。后来又见到孔子，说我又进步了。孔子问他你怎么又进步了，他说我忘了礼乐了。第三次见到孔子的时候，颜回说我坐忘了。孔子当时一吃惊，什么叫坐忘？颜回就告诉孔子"堕肢体，黜聪明，离形去知，同于大通，此谓坐忘"，就是心和身在一体，不知道自己处于什么状态了。孔子当时的评价特别棒，他说"同则无好也，化则无常也。而果其贤乎！"他下一句话，如果这么好我愿意跟你学。

你刚才说了一个情景，幽闭症，这是在西方特别有名的。但中国传统文化里边有一个《周易》的起源，"文王拘而演《周易》"。《周易》是中国的万经之首。周文王被关起来了，他什么也不做，就一个人，他在那儿推演《周易》。在那时候人、物、我合一，心、身合一了。我自己的理解，其实只有在那个状态下，《周易》那个东西才会出来。其实《周易》就是人体经络运行过程中的变化规律。他被拘的时候，在那个特定的环境下，他没有别的想法了，就身心合一了，他突然间有一个境界了。"拘而演《周易》"，有《周易》了。谢谢！

张超中：刚才听到你们二位讲，我觉得很受触动。人的思维到一个程度以后才能够有发觉，道安是从美国过来的，美国没有。我觉得你的出发点、把控自己的那个学问，在美国找不到，现在的心理学也不是这套体系。这套体系在中国里边是最丰富的。但是有一个问题，你认为这个问题的本质是什么？中医理论里边什么能够代表把握自己的学说？这个理论核心是什么？刚才杨老师也谈到这一点，忘了。忘了以后，又打通了。刚才我觉得你体会的文王状态，用《易经》里边的"穷则变，变则通"，你用那个东西解释经络，它未必对，它讲的是气的变化。

李道安： 我在江苏太湖大学堂呆了一年，它是一个国学的中心。他们都是从台湾来的，讲的普通话不太标准。他们那边有一个播音员，他是一级中文水平，非常非常标准的。他自己跟我说，除了他以外，第二个普通话讲得标准的就是李博安了。有一些学生就跟我说，你这个名字李博安，谐音的话就是李不安。后来1999年在九华山的时候稀里糊涂地皈依了，我的法名是道安，所以就改成这么一个名字。但是我到了广州，广东省中院发现我以前的证件叫李博安，给我办手续的时候不方便，于是就有了两个名字。

赵中月： 你的名字变来变去，就说明西方思想还没有变。你的谈话方式很有意思，首先、其次、最后，有逻辑在里边。你是一个他者的眼光，今天又来了一位也是有他者眼光的——北京电视台的刘哲编导。

张红林： 我发言的题目是"腹针体现出的中国文化"。

中国文化里讲德和才，在中医里德是非常重要的，像《灵枢·九针十二原》里说："余哀其不给，而属有疾病。余欲勿使被毒药，无用砭石，欲以微针通其经脉，调其血气"。我们古代的老百姓有病怎么办呢？不用毒药，也不用切割，用损伤比较小的针来调节血气。

在中医里头，针始终在养百姓，损伤最少，而且容易流传。在使腹针的时候，经常听到世界的疾病、人类的疾病。它的立身、立心看得比较高远。我们学中医的时候，中医文化、中国文化体现的始终是养万民、救万民的思想。薄老师言谈话语中始终体现出中国文化。我们为什么努力学习中医呢？我们也是胸怀大志，不是为了单纯的生活好，而是要解决社会问题。

第二个是才。在学习中医的时候，孙思邈不是有《大医习业》么，学医要有一个知识结构，必须熟悉《素问》《甲乙》《针经》，要讲阴阳禄命……上次赵老师说的中医要看命理、要看星象，这是一种知识结构。学医还要有一个文化修养，仍是《大医习业》里说的："又须涉猎群书，何者？若不读五经，不知有仁义之道；不读三史，不知有古今之事；不读诸子，睹事则不能默而识之；不读《黄帝内经》，则不知有慈悲喜舍之德；不读《庄》《老》，不能任真体运，则吉凶拘忌，触涂而生。至于五行休王、七耀天文，并须探赜，若能具而学之，则于医道无所滞碍，尽善尽美矣。"山西是文化大省，薄老师又有家学渊源，都是中医与文化的体现。

学医还要有天赋，《灵枢·官能》说："手巧而心审谛者，可使行针艾，理血气而调诸逆顺，察阴阳而兼诸方"。薄老师能在脐中这个手掌大小的区域做出大文章，做出标准化，我们学之能用，用之能效，可谓至精至巧了。

中国文化里边还有一个技术。在针灸里边，有理论、有各种各样的说法还不够，还必须用技术表现出来，就是针灸医生的实践能力。文化的传播也靠技术。从传统文化讲，我们的青铜器、玉器，它通过技术传播文化，使人们对中国文明敬仰。其实现代科学也是一样的，我们要学电脑，你不学英文不行。你要想开汽车，你就会涉及美国的文化。我们的技术应该是给人带来好处的。像现代的电话、电灯、电脑，它给人们带来好处我们才去学。中国文化想发展出去的话，其实针灸是非常重要的载体。我们中医拿什么吸引别人来学呢？就是很好的技术，而且给人带来健康。刚才李道安说是腹针的疗效吸引了他，我也是。我学腹针时正好是夏天，空调吹得我左肩疼，我边听课边点按左滑肉门，不想左肩忽地鼓涨起来，凉风呼呼直冒；还有一次袁淑美老师请薄老师针一个陈旧性面瘫，每一针扎下去患者的面部感觉都有改善，直到完全恢复。腹针的疗效折服了我，我希望自己也成为这样的人。

赵中月：我说一点儿刺激性的东西，其实我想说什么呢？因为我本人没有受过专业的学术训练，背景呢，原来是搞文学创作。从文学角度来看中医、看针灸、看中医文化，它们是有一点儿相通的。我们是小说创作，以小说为代表的文学创作，探寻的是一种可能性——存在于现实之内或者现实之外的可能性。由此我也发现了，在中医这一块儿其实存在着很多可能性，这些可能性到目前为止都没有被探视到。

前几天看到一条信息，北师大于丹教授搞了一个生活方式的课题。我感觉到很振奋，我很佩服这个女人，因为她关注到生活方式的问题。我们最先意识到中医文化，超中博士谈到中医思维，我们现在争取把它贯穿到生活方式当中。可是大部分人都没有认识到我们生活方式有问题。

生活方式这个概念本身是一个文化人类学概念。其实所谓生活方式，它本身是一种观念的结晶，后边又折射了全部的文化要素。我们注意到于丹做的生活方式研究院，开始很感兴趣，但后来看她发表的一些东西，还是为现在消费主义大潮做一些理论上的注解，这个让我们很失望。

我们在考察民间中医的过程中发现，其实这个中医已经完全内化成中国人的一种生活方式，或者说生活习惯，唯有在民间保留的形式还比较完整，作为大都市完全被异化了。这段时间我们几个人达成一个共识，今天话题谈得很开，很有信息量。我依然关注中医文化的东西，对于文化的界定要从概念出发。文化说来说去，各种说法都有，其实各个学科对文化的不同定义有几十种之多。文化在中医基础上、在中医前提下，或者在它的话语环境当中是什么东西，我们没有经过整理，也没有经过深入思考。提出的一些出发点，希望给大家带来一点儿新的信息。

我来看中医，我学着用他者的眼光看中医中药，我说很有意思，有意思在哪儿呢？我们看一株草药，这个草药什么东西呢？本草植物，绝不像中药学描述的那样。一棵草在生态当中是有机的结构，这个结构是中医师或者中药师把它的结构通过配方，然后对应人体疾病相应的结构。我们是不是可以借助于结构学，在我们把它结构的过程当中，用结构的眼光看它的时候，我们已经沿用整体论的东西，绝不是孤立、片面地看这个问题，类似的出发点还很多。

前一段时间我们研究蜜蜂，蜜蜂给我们带来的刺激太大，我们准备发起一个运动叫拯救蜜蜂运动。我说蜂胶这个东西，是蜜蜂去采摘树种的嫩芽，它在自然组合之后形成的蜂胶，恰恰对于人体又是一个结构。这种事情在大自然之中无处不在。

其实在我们眼中，可能话说出来太早，不过也不妨说出来供大家批判。中医学不仅仅是一门医学，它其实更是人类学。而我们中医人恰恰沿袭了两千多年，始终没有跳出中医学，在里边打转转。对中医学本身我不感兴趣，在治病的方面，它跟西医没有本质的区别。我认为中医本质上是一个文化的复合体，当然这就存在着从多种文化视角解读它的可行性。

审视更多的中医人，我们不能叫中医从道者，只能叫从业者，道在中医这一块儿基本上没有看到什么东西，反而是社科院两位老师他们在道的层面思考了很多。近代以来，梁漱溟论述的中医，比那些大人物论述的多得多。现在张南老师和超中博士，在我们接触过程中，我感觉他们对中医的关注、他们的眼光、他们的出发点，其实大家都是感同身受，对中医不是感恩思想，而是对文化母体的认证或者皈依的过程。现在当下还有一些人类学家，北京大学王明明他有一段有关中医的论述，很精彩，绝不是中医业内者能够论述出来的。这说明什么问题呢？业外的人关注中医，关注什么呢？其实是中医给我们提供新的可能性。现代化以来，我们不断被现代化。现代化过程中产生这么多东西，我们依然不自觉。谁来开药方呢？只能是中医文化的自觉。

这里我还要说一下我的黄金搭档田原老师。我们把视角转向民间，他们作为一个活的、新鲜的、活在当下的文化载体，他们身上具有更多元素的东西，叫我们像发现新大陆一样，为之欣喜若狂。

比如说我们靠着典籍传到现在，传下来的文化到底是什么东西？我们应该质疑它，怎么质疑呢？它可能传播的更多是一种伪形文化。

这种原生文化在哪儿呢？不在孔子、庄子、老子，就在民间。在民间这块儿看到了，尤其是民间中医人。民间中医人他们身上所承载的道和术的东西，跟他们文化，我总是找不到合适的词汇来描述。

相对于这种文化载体，其他的玩个瓷器、玩个民俗类的东西真的小儿科。其实我们就是在不断被感动，这种感动吸引着我们投身进来，也在当中寻找一些答案。我提出来的就是一点儿问题意识，希望能够引起大家的兴趣和关注。谢谢！

刘哲在北京《养生堂》做编导，推出很多好节目。但是从推出节目到现在，她一直有一种不满足，觉得完全是术层面的东西，她有她的文化关怀，她也有她的问题提出来。

刘哲：我认识薄老缘于田原老师，我们只能从我们栏目本身出发。就像赵老师说的，我没有中医专业的学术知识，我只能代表老百姓。我们作为一个中医的传播者，本来一开始我们其实不太愿意做针灸，因为从观众的角度来说，针灸这个东西太难了，也太复杂了，他学不会，而且那些穴位太复杂了。我们领导经常说这么一句话，说好多老师在讲足三里，讲了无数遍足三里，我们还是找不着。这就是中医传播起来很困难的原因。

当我看到田原老师给我薄老师的那本书，我感兴趣了，我感觉薄老师的构架跟传统针灸不一样，让我们知道这里边承载着很多东西，我们特别想传承下来。事实证明，从收视率来看我们成功了。薄老那两集在全国都是高收视率。有观众给我们反映，从来没有想到在肚子上还有这么大的学问。跟薄老交流，他说真正的中医人应该是以德居之。

让我们想起领导跟我们说的一句话，做《养生堂》，做之前要学会怎么样做人。这跟中医文化传承有很多不谋而合的地方。

原来我总是认为中医只是一门学科。很多人问我一句话，我一直不知道怎么回答。你信中医吗？我觉得这可能与中医固有的给人的印象有很大的关系。

我希望通过《养生堂》让人们认识到中医里边有很多东西，就像刚才赵老师说了是文化的复合体。但是传承起来非常的困难，就像刚才赵老师说的，因为一直在研究中医的知识架构，他们可能很难跳出来。我觉得下边思考的，就是怎么能让中医跟大众需求更好地结合一下，所谓的引导老百姓，因为我们做起来非常困难。很多中医人说，你们为什么非要我们讲方子？其实我们是希望更多地讲术和道的东西，让老百姓明白道理，但是这个道理是要从非常简单的道理出发。

我们遇到两类中医人，一类是真的很有自己的东西，像薄老师这样的，但是在表达和转述上思维转变很困难；一类是他很会转变思维，很会迎合观众，但是经不住拷问，说明他对中医文化没有那么深的理解。

我记得西方有一位哲人说了一句话，他说人这一生一定要有两样东西，一个是健康，另一个是幸福，获得这两样东西的前提是一定要有智慧。我们讲中医文化是希望让老百姓得到一种智慧，通过这种智慧得到健康和幸福。谢谢！

田原： 当时做节目的时候，薄老师多讲文化方面的东西，我讲了不少，结果主任全部给砍掉了。我在讯问中医十年的历程中，大家评论是强势地侵入。你们在谈到中医文化的时候我反倒成了弱势。今天大家讲得非常好，尤其是几位老师，还有道安的话我听得非常入耳入心。大家对中医的话题，看来扯起来真是千丝万缕。我想说一说，我寻访这么多年的回报。

昨天我还去了一趟"渣滓洞"，严刑拷打我没有招，这是一个北京中医集合的地方。他们在后背上走罐的话我真是疼得不行了。那个疼，当时我体会到了，但是我说我不招。为什么不招呢？因为这个疼我能扛住，这是一个信仰。这个信仰是我走了十年的路上，充满感恩地来说，中医给我带来的是一种对于生命的升华。刚才施老师讲的那些，奋起反抗，我非常赞同她这种激情的东西，我也理解。我就说，中医在中国人心中的信仰太重要了。怎么样让中国人相信你骨血里边原本就有这份东西，这可能是我们中医传播人要做的事情。

我举一下我自己的过程，刚才上午有人谈到怎么样把中医的思维方式变成我们每个人的思维方式。我们说走在大街上，说我们每个人在社会当中、群体当中、时代当中，人作为宇宙当中的精灵和精华，你在某一阶段不会出现问题吗？孙悦在一首歌里边唱的很好，你还好吗？《祝你平安》里边唱出大文章。人在某一个阶段，由于种种原因，你会出现问题。这个问题出现以后，有人需要调整，有人需要大修，有人需要维护，有人问我的身体怎么了，感到陌生，有这样一个过程。

这个问题来了之后，第一个概念是我的身体交给谁处理？它还是我的吗？我没有想批评西医的意思。人在有疾病的时候，尤其是癌症患者躺在西医院里是没有尊严的。

《养生堂》这期节目做得非常好，好在哪儿呢？它的标题做得非常好——"揭开生命原点的秘密"。后来我在这本书里写了这样一段话：我们随着薄智云教授重新观察我们腹部，我们轻轻对接的是前世今生的能量。但是针灸究竟是怎么样激活、开启人所有能量的线索和库存的，这个需要更多的研究。

当你身体出现问题的时候，其实就出现了几种、多种世界观的问题，你用什么寻求帮助，你的世界观是什么。当我们两个人出现矛盾的时候，我是灭了你，还是背后给你下暗刀，还是当面沟通，还是包容你，还是用爱来感化你，这是一种世界观的问题，也是大家探讨的中医哲学问题。

在这方面，现在是让中国老百姓混淆视听的太多了。给予他的知识太多了，没有真正回归到一个简单的道理。我们回到一个民间中医队伍当中，我经常爱说一句话，你发现他们是贴着地气活着的，他没有离开一草一木。你发现他给你的方子，你会觉得这也是中医吗？

实际上这就是我们的生活，是我们自己丢掉了生活，是我们被外来精彩纷呈的东西干扰了。我就想，以美国文化为代表的李道安先生，能够到北京来寻找真经，这是代表人类文化的一种转型，非常感激你！

我们在四川采访的时候，真是什么都经历。在四川有一种火灸法，他拿着灸条点着之后，用手取火在身上穴位点。手摁下去第一下是30℃，第二下是40℃，最高温度能达到120℃，能够瞬间起泡。我们真的见证了一个脑瘫患儿通过一只手救活了。这些东西我们看到了，那个医者的手，他用的大手指头已经短了，他说这是几百年来他的家人传下来的，其实这里边有一个火的文章。火是人类的文明，我们现实生活当中谁还跟火有那么密切的关系吗？

所以说刚才刘哲提出一个问题，怎么样把中医文化传播到老百姓心里？传统到老百姓生活当中才能传播到心里去。怎么样把民间像薄老师这样的好的中医技术，一脚门里中医、一脚门外解读出来，让老百姓看、讲，这样中医的根才能复活，我们才能自救。谢谢！

杨国利：听了田原老师的话，正好是我想要说的，我提一个解决方案，只供参考。今天上午我获得了很多真问题，因为问题才是出发点，发现了问题，问题一半就解决了。我只想谈文化复兴的问题。我有一个困惑，非常现实的困惑，这是来自于我的职业。我们的职业，目前医疗行业是做不下去了，医生没法做了。这件事情我自己理解它是一个世界性的问题，不仅仅是中国，其实美国也一样。这个做不下去，一个是医生做不下，第二是社会为这个医学支撑不起这么大的代价了。这就要考虑这个问题出在哪儿了。既然是世界性的问题，一定跟文化有关。

我前一段时间一直希望离开西方文化、用中国文化去审视医患问题。我在两年前投了一篇稿，《初级卫生保健》，这是 WHO 的杂志，初级卫生保健就是中国赤脚医生。从儒学角度阐释这个问题。我把年费交了，然后跟我说发表不了，把年费退回来，说为什么？说我们不懂儒学。当时我就想这个问题怎么回事，我们每一天都谈文化复兴，你会发现有一层无形的膜，一谈到儒学就会被拿下。

我带来一份报纸，这是上周三《参考消息》上登的。这篇文章的评论"中国年轻一代缺乏文化认同感"，这里边有一个细节。"在中国的五个星期时间，我没有听过一首中国音乐，听到的只有西方音乐，并且以美国音乐为主。我问我遇到的年轻人，是否信仰阴阳等医学和精神文化的哲学原则，他们一致认为这些都是迷信。"换句话说，我们的大势是什么样的？不是说你好不好的问题，首先是一个信仰问题。

现在问题就是这样，中医我一直认为它不是出在医学问题上，其实是出在文化问题上。首先是一个文化问题，然后才是医学问题。

中医复兴和文化复兴这两个是缺一不可的，没有文化复兴，中医起不来；同样，文化复兴必须有一个支点，没有支点文化也起不来。

中国文化复兴的支点就在中医，这是我的基本考虑。你看西方文化，文明发展的时候，宗教文化通常跟医学连在一起，牧师通常都有医学的本事。我们现在，包括中国文化复兴的最大障碍是意识形态的东西，不是说你不能复兴，不是说它不好，首先是意识形态的问题，其实意识形态永远跨不过这个门槛，所以必须得寻找一个支点，这个支点一定要是能够带动民间的意识形态。这个支点既要能够被主流意识接受，又要能和民间互动起来。我为什么要提到这一点呢？其实想灭中医的和想复兴中医的是同一个组织，但是必须要做切割。

使中医学能够保留下来的人是谁？是毛泽东。其实在这个大势上，我写的很多东西都是切割的东西。你在中医里边，最应感恩的是毛泽东。你还拿中医吃饭的话，目前的话，在中国农村，民间老百姓对中医本身就认可，但是在城里边说拿中医吃饭，就得感恩毛泽东，没有毛泽东中医学院就没有了。所以我特别想提一个问题，我前两天去国学堂，他们每次都要拜孔子。国外对共产党的认可度为零，但是做中医的挂一个毛泽东像，你的认可度马上就起来了。这是一个英雄崇拜。

毛泽东是中国最成功的一个人物，我特别希望民间来推动这件事情。有了民间这个推动，自然而然意识形态就会发生变化了。我们只是认为毛泽东在保护中国传统文化，如果把他作为中国传统文化的守护神的话，你会发现谁都说不了话，那些想反对传统文化的都反不了。我说毛泽东是我中医学的保护神，你问问上边谁敢说毛泽东不对？所以今天有这个机会，我就想提这么一点儿我自己的想法，对和错请大家海涵。

要复兴中医必须有一个打旗的人，张仲景不行，华佗也不行，他不是英雄人物，只有毛泽东行。但这里边我分享一下我对毛泽东的解读。其实毛泽东的一生在运用中国先秦的合纵连横。什么叫合纵连横？连横就是要有一个强大的靠山，合纵就是弱小的人抱一下团、取一下暖，就是合纵连横的概念。其实他人生第一阶段和苏联连横，那是迫不得已；第二次合纵，跟第三世界合纵；第三阶段和美国人连横，他必须要做一些准备，其实文革只是对和美国连横的前期准备，这个口号叫"踢开党委闹革命"，这样跟美国连横才能不会出现社会真正的动荡。

施安丽：我很感谢非业内人士替中医在想办法。文化复兴要跟毛泽东这方面联系，我不表示反对。因为对中医，这个事太复杂了。可以这么说，反对中医，刚才就讲过清朝第一代皇帝就反对中医，老佛爷也反对，南京政府也是，前不久还有人喊要取消中医。这个没有关系，绝不因为他喊，中医就完蛋了。

讲中医文化，就必须要回到中华古文化的根。讲文化的传承，就要追溯到中国古文化的根。根文化是什么？现在世界上都在抢文化这个软实力。为什么韩国人说孔子是他们的呀？因为他们认为这是软实力。可是孔子不是他们的，这事情谁都知道，孔子是中国的。不过孔子也不是中华文化的根文化，他是遵循了根文化之后的中庸文化，统治阶级喜欢他。

中国的软实力是不言而喻的，在世界上是最强的。我早上发言说过，中国的根文化应该从伏羲那里开始讲，约公元前8000年由伏羲创立了整体观——河图，然后是八卦（约公元前4700年），然后是洛书（约公元前2200年），然后是六十四卦（约公元前1200年）。中国的文化是先有天文，后有人文。在天文里边可以找到很多中医的东西。另外，天文的资料我们是世界上最先进、保存最好的。

中国古文化的根在哪里？就是五个尊重，尊重天、尊重地、尊重人、尊重自然、尊重阴阳五行。这五个尊重，孩子们都知道。尊重天，天还会污染吗？尊重地，地还会污染吗？尊重人，还会打仗吗？尊重自然，会有环境问题吗？动植物会濒临灭绝吗？蜜蜂还有问题吗？我们都用阴阳五行认识人、认识天地、认识所有的东西，还会有那么多的事情吗？这是一个根。如果说我们要讲软实力，恐怕这五个尊重的文化，我们在世界上是有发言权的。这是我们原创的东西，是中国老祖宗了不起的财富。

李道安：有一个非常著名的教授，他现在跑到世界好多地方讲环境保护的系统思维。他非常重视的就是中国传统文化。他跟我提一点，现在中国人，因为已经融入了世界，除了所谓的好多中等、伪劣的产品中国制造之外，中国人应该为世界做另外一个贡献，就是传统文化，一定要把这个传出去，这对人类有非常大的价值。

周炜：今天讨论主题是中医哲学内容，对于哲学我知之甚少，社科院专家的哲学思想对我很有启发。我 1987 年从北京中医药大学毕业后一直做临床，主要方向是针药并用治疗疾病。针灸是我的主业，我认为不论何种针法何种疗法，调神应该是中医治疗的最高境界，其他均是在术上用功，中医具备调神的能力。我是 2000 年跟随薄老师学习的腹针，对于针法我学习接触的比较多，包括在座的左老师也是我学习董氏奇穴的老师。我认为腹针在调整脏腑功能、补益脏腑之气，特别是阳明、太阴之气上作用显著，临床上都可以有很好的验证，腹针是很好的疗法，也是我日常临证的主要针法。不同的针法有不同的独特疗效，做临床各种针法都应该吸纳。另外我认为中医的辨证应该是很严谨的，绝不是"仁者见仁，智者见智""条条大路通罗马"，中医人应该追求严谨的态度。我觉得毁坏中医的不是外界，而是中医从业者本身。所以真正做中医的人应该反观自己，你是否是一个地道的中医人。

用中医的思维辨证准确是我一直追求的，掌握经络辨证的针灸医师可能对于人体的认识更客观，经络它是真实存在的，不论你是否相信。经络就是人体具备的一套与天相应的可被调整的密码，人体经络通达就能做到与天和谐，否则身体就会出问题，会生病。只要身体有问题，经络的变化也会随之产生。

赵中月：刚才大家发言挺热烈，思路打开了，谈得比较火。中医话题谈起来无边无际，谈一年也谈不完。咱们还是把话题拉回来，上午张南老师正在写字，结果没有思考完就被我打断了。现在张老师希望把他深入思考的结果贡献给大家，大家欢迎！

张南：下午发言更好吧，因为听了很多专家、学者的发言，给了我更多的启发，我还拉回到今天这个话的主题。今天薄智云老师，还有老主任、左老师，从经络方面谈中医哲学，我有一个什么样的收获呢？中医哲学专业委员会，就是我们搞社会科学的，如何从社会科学角度把这个事情推动下去。我们前一段说回归到中国传统文化的原点，这是一个抽象化，怎么回归？从哪一个点？中医文化非常多，我们说中医哲学，它又是一个大的范畴，从哪儿走？我自认为经络是很好的切入点。它反映了中医的核心理念，同时它又有确切的诊疗方法。北京电视台的《养生堂》节目，下一步怎么走？我们的一个体会，从经络这个方面往下走。很多名家医生铺垫了基础，文化已经被认同回归了，我们下一步再往上提升一点儿。在这里边我先说一个小故事，去年张悟本的事情，上边不知道怎么回事，媒体原先对中医文化有一个很大的推动，后来突然对张悟本事情有一个大批判，在老百姓心目中引起了一个困惑，推上去的是你们媒体，打下去的也是你们。

新华社当时找到我们，我们社会科学院就回答他这个问题。目前这种状况，虽然张悟本这个现象不太好，但是反过来看，就是群众对中国文化的认同，也就是改革三十年，中国元素被全世界重视，中国人民对文化寻根、认同已经开始。

第二，在十七大政治报告提出要弘扬中国传统文化，扶持中医药的发展，到了国务院有关于促进中医药发展的 22 号文件，反映出这是有广泛的群众基础的。当然从来都是实践在先，理论在后。现在看呢，这个群众已经在先了，反映确实要有一个过程。这个时候正好是我们有关部门建章立制的时候。当时媒体也没有经验，因此提了几条建议，继续开，而且正好是中国文化的气节。

第三，为了体现包容性，群众有这方面的需求，我们提议西医的这些东西也要上。一年以后就告诉我们，我们所说的那些提议上边比较满意。这突然意识到，张悟本批了一阵没有声音了。起码在北京电视台所有频道，每个频道都有一个中医养生类的节目。所以我们就觉得，其实就是在给我们一个反馈信息，中国传统文化在复兴，我们的群众基础是有的。

今天回到这个话题，你们由养生开始转向了传播中国文化。就经络这个问题，刚才讲它是很实在的，通过针灸反映经络是一个很实在的东西；另一方面，经络作为一个载体，它反映了中医的核心思想，而且它是系统性的、整体性的。这个经络其实承载了这么多东西，当然不能那么复杂。按照毛泽东同志的说法，让哲学从哲学家手中解放出来，变成生活常识。所以要搞一个大众的中医哲学版本。媒体你们在做，在继续推动群众向一个正确的、健康的方向发展。实际上反过来对现在我们学院式的、殿堂式的、严重西化的教条束缚，也是一个反推动力。中医药现在相当大的经费、大部分的人力都投入到了搞提取药物，方向就走错了。更何况这么现代化科技加自动化，中草药虽是可持续化，但是这么发展它会被灭掉。习近平同志讲中医是打开中国文化的钥匙，最后延伸到儒家、道家、佛家。整个中国传统文明的精神核心是什么，通过这个路径达到一个科普。这个的重要性，刚才我说了，为什么有意义呢？还有一个故事，去年我和葛亮老师，有一个小会，就是讨论中西医对话。当时卫生部基金会一个常务副秘书长，他作代表反映了我们现在这个科技界、学术界的主流思想，中医是传统宝库，我们要用现代化的手段挖掘、发扬光大。他是这样认识的。在这个过程中，他对中医也是非常的投入，但是在这个会上就发生了东西方争论。这个争论特别有意思，反对他的观点的人，是咱们国家成立的国际儒学研究会里的一个加拿大人，他认为西医没有前途，再这么发展就这样了。两个人就发生争执了。

这场东西方的争论变成了香蕉人和西方人的争论。本来在两个不同地域文化，结果他们两个发生异化。在西方很多最前沿的知识分子，他们往往重视中国传统智慧和知识体系。人类历史发展到今天，工业革命两百年或者三百年，这个路径科技加资本走不走得下去？通过中医这个路径正好传播这个思想，我们只是把这个想法提出来，要把它落地还有很长的路要走。谢谢！

赵中月：咱们请伍立老师发表这几年来他对中医、中医文化的感想。

伍立：我们这个《养生堂》是 2009 年建立的，当时希望搞一个弘扬中医文化的节目，把道与术结合起来，这是一开始节目提出来的方向，一开始就注重对道、注重对规律的认识。刚才张老师讲的那个事呢，张悟本在没成名之前，曾经托人找到我，一个是朋友，还有一个是经纪人找到我，希望上我们节目。我看了一下他录的东西，我一看他的面相，我说这是一个骗子，就拒绝了。我们在做节目时候发现一个现象，如果这个老师他什么都敢说，特别不在乎，往往是一个骗子。有点儿分寸的，那都是大家。这是我们的一个经验。您刚才说，为什么是我们突然给弄起来，为什么又下去了。确实是《养生堂》带火了收视率，一直是第一名，一个是同时段第一，一个是养生节目第一，现在上了卫视以后也还是第一，我们的节目超过了晚上黄金时段的电视剧。我们的时间是晚上 5 点 39 分，这时候一般上班的人都在路上下班回家呢。所以我们的定位也就比较明确，就是给中老年人、在家的这些人，给他们做的。以前在行业内叫垃圾时段，因为没人看。原来我们的收视率是 0.1、0.2，第一个月上去以后是 0.4，然后逐渐到全年 2.69，那已经是非常了不起了，超过了很多电视台的黄金时段的收视率，最高达到了 4.7，非常高了，形成了一股热。还有一个是，当时很多人都认为我们播了张悟本，中医药管理局副局长一直认为我们播了，包括当时宣传部都说我们播了。这个情况怎么发生的呢？是因为张悟本出了一个非法出版物，把上节目的专家和主持人跟张悟本放在一块儿。还有一个就是光盘，那上边也是打着张悟本到《养生堂》什么的，那些都是假的。后来我们做了解释，局长说那就放心了。

刚才我跟另外一个老师请教，中医到底是哲学还是一个科学？说西医是科学，如果拿西医那些东西套中医的话，我们也是挺困惑的。所以我今天来听听大家的意见，学习学习。

还有一点，凡是中西医结合的，到我们那儿讲的，我们发现他其实是西医，中医一点儿都没有。老中医往往能让人感觉到他说的那些背后是有我刚才说的道，是有规律、有文化的。虽然说不一定是哲学，不带这些名词，但说的一些术的东西，它背后是有系统的。但是相反，一说是中西医结合的，基本上讲的都是西医。随着形势的发展，就跟我们栏目似的，我们栏目能发展是借势，借中国发展的势、中国老龄化的势，还有各位专家的势，我们栏目就是给老师提供一个舞台，希望更多的老师来到这个舞台传播中医的文化。谢谢！

葛亮：咱们今天哲学沙龙的起始是针灸与中医文化。中医文化各位老师都讲很多了，针灸也有很多，我作为后学者，把这个再领会。我还是谈谈针灸吧。听薄老师讲完的时候，我就写下了几个问题，有的问题已经通过各位老师知道怎么回事儿了，有些问题还是需要说出来向各位请教。

一，经络是什么？当时中间休息的时候问过薄老师，我说西医在看中医的时候，问你们怎么证明经络的存在？你们做课题证明一下经络存在。我就不明白了，已经是客观存在的为什么要证明？应该把课题转一下，经络能有什么作用。比如说针灸，我可以一根针一根针的把所有经络缕下来，这个可以做到。先把这个事肯定下来，确定有，才说明它的功能。这个好像是本质上的问题。

二，经络这个东西是一成不变的，还是随着身体发育有所变化的？身体比较胖的和比较瘦的经脉走向是否一样？经脉是否有迁移？这个问题是中医更应该考虑的问题。薄老师讲这是一个立体层次，随着体型的变化，用针长度、间距都是有变化的。我们研究的是这个，中医需不需要有科研？需要，古代人没有这么胖的，现在人有这么胖的了就需要研究。都已经客观存在的东西，我们再研究的时候要尊重客观规律。中国古代隔多少年修一次本草，经络是不是也需要隔多少年修正一次？经脉深浅、位置是否会偏移？研究血管的都知道，几个主要血管大概在哪个位置，每个人多少都有一些偏移，但是把他们放在一起，就是一个统计学的原理，大概在这个位置。量血压的都是量这个，为什么这个血管固定？把手背翻过来为什么所有人血管不一样？我们中医应该重新研究一下经络存在的历史，不是说经络是否存在。

三，经络的治疗过程，咱们现在是疏通瘀结，经脉堵住的时候，这边加压通开，这边降压通开，我不知道是不是？

薄智云：您说的这个经络是什么，在古代讲得很清楚——运行气血的通道，它是一种生命现象。但是我们得搞清楚，在常态下感觉不到，异态下才能感觉到，发生病变了、通道堵了，才能感觉到，所以它是一个动态系统。

经络变化吗？变化。其实在我的主题发言里边你细看，当时我们按祝教授的方法研究，一个胳膊经脉一个这边，一个在那边，有的时候有变化，所以我们图上给大家的是一个理想态的，就是出现概率比较高的平行线。

关于它的深度问题，有变化。所以我们说，一个腹壁有三层，胖了、瘦了都是三层，随着脂肪厚薄会有变化，怎么样把握？就跟外科做手术一样，就是凭手感。培养一个人周期很长，博安跟我学了七年了，就是手感的东西；张红林教授跟我学了十三年了，还没出徒呢。什么原因？就是因为里边东西太多了，所以它是一个变化的系统。

经络治疗过程中有变化吗？过去对这个东西探究得不太多。经络是运行气血的通道，腹针里边解开这个结了。气血在哪儿产生？在脏腑产生气血。只有通过调节脏腑以后，这些气血才能传输到全身各个部位。为什么腹针治疗慢性病有优势？就在这儿。这是我们中国传统中医的辨证思维方法。

杨国利：我说一下第一个问题，经络是什么。我特别愿意说这个事，我开始一直被这个问题困扰，后来才豁然开朗。西方文化有一个概念，整体大于部分的总和。其实还原论的方法是什么呢？是把整体先拆开了，然后再组装起来。他就认为 1+1=2。但整体是什么呢？是 1+1>2。这是还原论永远无法达到的东西。经络是什么？我一直把它定位在，它属于人、活人整体状态下存在的东西。所以你想用科学还原论的方法把它发现，真的有点儿勉为其难，因为那不是它所能认识的。

李道安：方法认识不同，发现的问题也不同。

杨国利：他认识的东西不一样，不是说这个东西不存在。是你的方法论决定了是这个结果，而不是说它不存在。

李道安：古印度的医学它也有所谓的气脉，它的气脉跟中国的经络是不同的。为什么不同呢？因为发现它的方法是不同的，它用的方式不同。我冥想，人的生命线就是这么妙。你的角度变了，其他就随之变了。

杨国利：其实盲人摸象特别典型，你站在象头摸象是一个样子，站在象尾又是另外一个样子，六个人摸出六个象的样子。在方法论上就决定了你所认识到的东西是什么。我特别喜欢和张南老师探讨，一见如故的感觉，他说要找回失去的记忆。其实找回记忆是方法论，不是要找回经络，也不是要找回气血什么东西，是要找到当年那个人是用什么方法发现经络的，只有找到它了，我们才能够复活，找不到那个东西，不可能解读经络是什么，你总是在给自己出难题，永远回不到原点。但是我们现在回不到原点。那个方法特别特别重要，所以我说中国文化的根在哪儿？是在那个方法论。先秦诸子用什么方法论发现经络的，如果把这个作为一个研究点，中医哲学、中医经络就豁然开朗。

薄智云：这就是我想给大家解释的。经络是一个变化的系统，所以我们腹针疗法就提出了，有先天经络，有后天经络，后天经络有发育期、成熟期、衰落期。它是随着生命变化而不断变化的系统，它不是一个固定的系统。我们把这些工作都完成了，已经做到了处方标准化，什么病就用什么方。我可以告诉你，在西方讲学讲了十二年，李博安给我做翻译。病人来了之后告诉他你是什么病，用哪个经穴调哪个经脉。到了西方我不是医生，但是按照我的方法扎进去调一调马上有效。我们就可以给它还原它的研究方法，让大家看到什么是经络，大家能够马上感受到。为什么这么多年来，我出国讲学十二年没有人跟我讨论科学不科学，他只问你有效没效，几时有效。

葛亮：刚才薄老师已经把我接下来要说的问题简单说了一下，经络和经络运行产生经气，这个经气从哪儿而来？经气有没有最高限额？

薄智云：脏腑产生的气血。而且不同的脏腑产生的气血比例不一样。比如说胃经多气多血。在看病过程中只要有这样的病马上给你现场演示。这么多年来我走了很多大医院，1995年合作的是新疆军区总医院，现在是广东省中医院。很多大科主任都是我的徒弟，心脏、骨科、妇科。我觉得我从事针灸四十多年，在我们医院里边我作为一个很牛的专家，不是从现在牛起，是从1970年到现在，1972年开始带徒弟。为什么我对针灸特别自信？因为我们针灸确确实实能让大家看得见疗效。

葛亮：刚才提到经气跟量的问题，针灸的效能能不能达到一个极限？

薄智云：取决于每个人的身体状态。人有发育期、成熟期、衰老期，在不同的年龄段，身体状况也不一样，有很大的个体差异。但是也有很快的，现在手里有个病人，25岁了，昨天去的是第三次。小孩智商有点儿低，去了之后根本不跟人沟通，扎的第三天他母亲非常高兴，因为家里来了客人他知道主动倒水了。

葛亮：针灸的发展方向，现在已经知道的有几个，治疗、预防，这是没有问题的。再有一个，个体能力能不能提升？能不能提升智商？

薄智云：可以。

葛亮：能不能促进长个？如果把针灸下一阶段应用到篮球队的少年队上，能不能达到提高中国篮球水平的目的？

薄智云：有关运动医学领域，我一个徒弟就在做这个事，现在就在国家体育总局里办康复班。

葛亮：我知道这个都能，还是回到上一个问题，就是量的问题，能达到一个什么程度？

薄智云：在他原有基础上有所提高。

杨国利：我解释一下，特别西医的一个方法，西医做任何治疗方法的时候，一定要讲究统计学的可比性，不是说个案的效果，而是一定要有统计学的价值和意义。比如说你做一百个人，统计学上数字是怎么支持你的，其实这个方法特别有价值，是中医和西医都应该重视的方法。

施安丽：我反对，你的思维停留在西医上。我讲一个肝腹水的案例，有个中医院里边四个院长全是学西医的，他们不相信中医。他嘴里没有说，心里可不相信。他们也曾经拿量化问题来考验中医。这个肝腹水病人，两条腿像冬瓜一样，铮亮铮亮，皮肤透明，无皱纹，一两天就得从腹部抽水一次，抽掉3000毫升的水之后，腹围大约会缩小3公分。抽了水之后，病人才能喘气舒服点儿。但是过一两天之后又得抽水，非常痛苦。

人家给我出了个难题，看中医有什么办法。我的办法就是启动先天经络，腹部扎 27 针，扣上砭石 27 分钟；腿上扎了 5 针，然后竖着 2 块砭石在腿内侧，27 分钟留针时间。这 27 分钟的时间我去看别的病人。还没到 27 分钟，院长就跑过来说，病人的腿就从脚趾头开始往上逐步起皱纹，透明的颜色没有了。27 分钟后，腹围小了 4 公分，至少 4000 毫升水，脸色也好了很多，呼吸也顺畅很多。院长问我水去哪里了？我告诉他，水去了它该去的地方了。他说西医没有这个本事。

其实，水是归位了。水游离出了细胞，现在归位了。再举个例子，中医治疗肥胖病人，要先搞清楚这个人是水滞、气滞还是血滞，顺势而为，把病人的水滞、气滞、血滞问题调整好，促进人体的自主运行，阴平阳秘，邪不可干。身体的腰围缩小了，曲线出来了，但是体重却常常没有下降。我们并没有控制他的食物和卡路里，这个就没有办法用西医的方式进行量化。

中医和西医的最根本的分歧在于认识论，西医是找病、看病，是头痛医头、脚痛医脚，是还原论，是对抗医学；中医是看人，是人的整体论，是顺势医学，是促进人自身积极的、健康的自主系统，促进人的自主平衡系统与疾病做斗争，使其恢复正常的平衡状态。西医看高血压、高血脂、高血糖，是降血压、降血糖、降血脂；中医则是调整人体的五个系统，使得混乱的、堵滞的系统恢复到自主平衡状态。

薄智云：刚才杨教授提出统计学处理，现在腹针发表的文章超过 400 篇，而且很多是按照目前西方医学的要求，随机对照，用传统治疗方法，一边用西医，一边用药，这边是西药加针灸，都是这样做的。很多的大科室，一个科室管 300 张病床。我这帮徒弟都是大科室的，所以我这帮徒弟在广东省中医院管理超过 1000 张病床。很多实验都是在他们手里边做的，他们做手术都做得很漂亮。他们反过头来用针灸方法做研究，就是觉得用针灸的方法能够解决很多西医解决不了的问题。

杨国利：我为什么对这件事情特别感兴趣？我做过药理基地的秘书。在西医学药理基地，秘书涉及到新药上市怎么样进行筛选。中医学在这个方面遇到一个困境，这个困境其实不是治疗方法本身的，而是选择哪个医生是最有效的。同样的病人，治疗效果会不同，这跟中医的医生个体化水平有关，非常难以控制。

薄智云：您讲的这个是一个问题，但是我们进行课题研究以前，要规范化培训，经过考核以后才能进课题。

葛亮：我不是搞中医的，我们课题组研究的是中医发展方向。我今天提的这几个问题大家每个人都有答案。我不是要说我有多高的水平，我只是给大家提一个醒，希望在中医推广的时候把路子拓宽一点儿。我们不能说来一个病治一个病，不能以病人扬名，我们要做的是社会。毕竟每个人得病是偶然事件，不是必然事件。不要再把目光局限于病人身上。就像施老师说的，您治病是高手，我承认，您治的都是有病之人，您应该治治无病之人。

施安丽：关于过敏，大家可能都有体会过，过敏的季节性非常强，有的是对花粉过敏，有的对时空过敏。现在过敏的人越来越多。我们是大自然的一分子，逃脱不了这个时态对你的影响。所以我们必须尊重宇宙自然的规律，尊重天、尊重地、尊重人、尊重自然、尊重阴阳五行。

薄智云：刚才你说关于方向问题，其实方向这方面我做了一些工作，可能在座有很多老中医都做了一些工作。我们过去有一个小漏洞，注重治疗、轻视预防。其实这个工作是在六七年以前，当时，我把腹针的技术用手法引申到保健预防里，比王国强部长还要早两年。衍生了两大系统，腹疗、腹针。腹疗就是不用动针，自己揉揉肚子就祛病。前几年大家忽视亚健康，经过我的观察，其实亚健康需要医生帮助的只有30%，剩下的70%完全可以通过自己调理而恢复健康。

葛亮：我从您这儿学四个字，理、法、方、穴。这四个字不仅可以用在医疗上，还可以用在别的事情上。谢谢！

老膺荣：听了刚才几位老师的发言，我有一个感想。有的时候我们在讨论过程中产生分歧，分歧是需要去思考它是怎么来的，为什么会出现分歧。可能是因为我们没有注意一个层次的问题，就是常和变这两者之间关系的变化。《黄帝内经》有一句话，"智者察同，愚者察异"，经络也好，中医也好，应该注重一些同的东西。您刚才说西医有一套有疗效的方法，您觉得非常欣赏，它有一个理念：同的东西呈现一种群体效益。事实上薄老师好早以前就知道，中医也能够实现这样的效果。《伤寒论》也是这样子的，固定的方、固定的药、固定的量、固定的加减法、固定的煎法，实际上中医不缺乏这些东西，某种意义上做群体研究是可行的。为什么给大家感觉，好像应用了西医的科研方法之后，研究结果不被认同，或者说彰显不出中医效果，而且会引起毁掉中医的忧虑呢？我觉得问题在于我们到底做的是中医研究，还是研究中医？你的研究主题是什么？你的研究对象是什么？你的研究方法是什么？我们为什么做研究？研究就是探索未知，最高境界是这样子的。还有一个是验证已知。验证已知的研究做了很多，当然成不成是另外的事。不管研究什么，你是做探索式的，还是证实式的研究，研究的主题，必须对你的研究问题有很清晰的了解。我为什么研究，而不是为了研究而研究。研究首先要面对一个问题或者命题，问题和命题来源于哪里？是不是来源于业内和学界内有没有这个研究需求？如果它不是解决临床问题、理论问题，或者什么问题都不解决，这种研究意义何在？如果单纯套用一种方法研究一个东西，来证明这种方法可用，这是伪方法的研究，这种研究中医最多只是一个载体，这不是中医研究。中医研究应该是来源于本身学术类的需求。刚才葛亮提了很多问题，他虽说是业外之人，但他提的问题是从业内之人的角度提出来的。

赵中月：咱们一直有一位沉默的、从上午到现在一直沉默的先生，人家说隐在下边都是大鱼，准备得肯定充分。欢迎左先生发言！

左常波：薄老师是我的老师，我跟薄老师相识于90年代末。应该说过去是，现在是，未来薄老师也是我的老师。最早我跟薄老师相识是在1996年，在北京学习的时候，我觉得薄老师是我学术界非常尊敬的师长。为什么这么说呢？包括这次活动，薄老师作为一个发起人，他召集了文化界、哲学界、业界的同仁一起探讨中医跟哲学的问题。薄老师不论作为一个针灸临床家来讲或者说中医学者来讲，我觉得他做了一个非常有担当的事情。这些文化界的好朋友给我们提了好多好多问题，其实对我们中医有非常大的启发，我觉得这是一种坚守，也是一种担当，我非常钦佩他。其实很早以前，我在90年代末的时候听了他的课，见证了薄老师这么多年来走了一条非常艰辛的路。薄老师给我印象最深的有几点。

一是薄老师非常严谨。我在90年代末的时候，1996年、1997年听薄老师的课，听完了之后就想几个事情，你看这个腹针体系这么有法度的东西，我跟薄老师请教，他说深层调脏相当于蓄水，浅层调理系统相当于定向关注，非常有意思。所以对薄老师印象最深的是他的严谨。

二是薄老师有非常深厚的积淀。很早之前薄老师看外国宗教哲学史，我就问他为什么看这个。这么多年才慢慢理解了他，腹针这个学科的创建，他是有非常厚的积淀的。

三是薄老师非常务实。腹针的出现，一方面他给我们提供了可参照的临床体系，他最大的价值在哪儿呢？最大的价值在于，他在所谓传统的针灸体系之外，提供了另外一套、非常有趣的一套范本。这个范本的出现又帮助我们验证、反思传统。

这么多年来我对针灸的思考也一直没有停止过。上午薄老师介绍我是董氏奇穴传人，其实董氏奇穴也是一个民间的东西，是国内民间的东西。后来在 1949 年国民党撤退的时候，它传到台湾去了，是非常偶然的机会才来学习它、推广它。我也想过，它的真正价值在哪儿呢？我觉得它跟薄老师做的事情一样，它提供了另一套范本。它表面上好像颠覆了某项传统，但当我们深入思考以后发现它是一种真正意义上的回归。上午谈话，不同行业的专家对针灸行业有不同的启发。我觉得对于业界来讲，最重要的是我们自己如何完成一个自我建设的问题，我觉得这是一种回归。如何回归？首先回归经典，薄老师对经典非常熟知。第二点就是回归民间，民间有很多活化石一样的东西，我们应该挽救它并从中认识它，从中找到更好的东西来验证传统。所以回归经典、回归民间是非常重要的。还有最重要一点是回归内心。中医学和针灸学，更多层面上是哲学，它还是生命科学、人文科学，这些东西是中国的东西，如果没有进行内心回归的话，我们很难体会中医的神奇在哪里。

今天上午张超中教授谈到一个道的问题，我印象非常深刻。中国道家、道学，是中国本土的宗教。丹道这门学问也是独立的学问，在中国道和术之间如何做一个嫁接呢？我们谈了很多很多中医的东西。中医听起来非常玄，很多人会有这样的感受。对我们这些业内的医生来讲，我们怎么看这个问题？我觉得，如果说针灸这门学科，它作为一种技术手段来讲，作为有形载体来讲，载道者气；从中医角度来讲，从技术手段让它把道和气之间做一个连接，这是非常有意思的东西。

2001 年我们在国内做了一些推广，很多同行对董氏奇穴非常认可。到目前为止，董氏奇穴对我最重要的启发是它让我找到一些感觉，学以致用。我曾经在广东省中医院给带的徒弟们做了一场讲座，题目是"参透、放下、回归真道"。我为什么学习这门民间的东西？因为我认为它一定有可取的东西在里边。首先是找到原生态的思想，它是如何操作的。今天看董氏奇穴的时候，很多人用传统思想去研究它。我想告诉大家，其实我的师公不是这样做的。我们如何保存一个原生态文化，如何参透它，这非常重要。参透了就要放下，放下之后当我们把各种体系的针灸疗法跟传统中医相对照以后发现如何实现超越，当真正实现超越以后，才发现这种超越不是超越了多么高，而是真正回归到了本点。这才是中国真正的东西。上午张教授谈到丹道的问题，最近七八年来，我是把中国道家的东西做了一个梳理。为什么会这样做呢？因为我在董氏奇穴这里看到了非常浓郁的道的色彩。在这个启发之下，对中国丹道做了理论上的研究。在理论上探究完了之后发现一个奇妙的问题，是什么呢？其实东西南北中丹道的流派，他们几千年来以身体作为开发对象，他们开发了一套程序出来，而这个东西经过几千年的实验是成功的。

比如说我们讲丹道的修炼过程，例如筑基、打基础，让我们有这种基础。如果这套程序是真的话，我们可不可以用这种手段把整个过程演绎出来？我觉得这是一个非常实在的工具，能不能把看起来形而上的东西，所谓道的东西转化了，很重要。在修炼过程中，各阶段所出现的现象都会出现。假如说通过针灸这个实实在在的小工具，把形而上的东西演化成实在的东西，非常有意义。

在针灸调气过程中会发现各种各样的现象，针灸这个东西它是一个实实在在的工具，完全可以把所谓的修道过程演绎出来。我觉得中国的东西是不虚的，关键是如何演绎。作为临床医生来讲，这个东西做完了以后会发现这个临床效果让我们惊讶。从真正意义上去讲，我觉得最好的医生是自己，最好的药是身体产生的药。针灸跟丹道的结合恰恰可以演绎这个过程，一点儿都不虚，看的是疗效。谢谢！

张超中： 提到道和医的关系，现在很多人都认为道文化是中医的母体文化。我研究《黄帝内经》以后，感觉到在当代，这个观点是不是可以换一种说法。我们看《道藏》里边很多东西，绝大部分篇幅都是讲养生的。但是，这个养生的理论是从哪儿来的？我就考察这个文献。我感觉对《道藏》有影响的有两本书，一个是《道德经》，第二本书就是《黄帝内经》。我们看很多丹道的理论，包括内修的理论，这个东西都没有离开《黄帝内经》的问题。所以你说是道源于医，还是医源于道？这个问题模糊了。但是从后来的丹术的发展重新向《黄帝内经》的回归，可以看到《黄帝内经》对道家发展的影响。我们现在研究中医文化，可以这么说，我们认为中医文化和道家文化，包括《周易》文化，我觉得应该有一个重新的界定。今天上午也谈到《周易》的问题，我们中国讲《周易》是群经之首，它属于经学的一派，它与道家的学问不一样。所以在先秦时代，儒家学说和道家学说的地位是一样的，只不过后来经学才逐渐地占据统治地位。如果我们要回到先秦的原创时代，必须重新评定子学的这个地位。我们不能讲《黄帝内经》就是从《易经》来的。这个里边是有很大问题的，因为从《易经》里边推不出《黄帝内经》这些东西，可以说思维方式上是有汇通性。我觉得我们要对古文化了解，应该从那个时代的经典信息里边做探求。否则没办法发现古人的智慧是怎样的。我们不知道古代对生命的研究到了什么样的境界，所以我觉得我们现在谈中医文化，如果带着时代感来谈中医文化的话，我们不妨换一种新的角度，我们把这个《黄帝内经》，就是中医系统，看成一个主体，它不仅在世界文化体系里边是独特的，在中国文化本身体系里边也是独特的。

我们看现在很多有关道家的研究只是玄，术的这一块儿没有了。我们中医现在实际上也是这样，这些年重术不重道。所以道术共合一。我的导师胡老师他是研究内丹的，这也是术和道的学问。而且一旦进入道以后，我们看到术处有来源，是不落空的。现在的研究，我认为没有真正的和实践结合起来，没有真正的和"道法自然"这套体系结合起来，而且也没有和时代变化结合起来。我们当然要坚守，但是坚守的原则、底线、内核到底是什么？今天谈的问题，我自己也想了，先问博安一个问题。你上午讲过把握自己，从什么途径把握自己？

古代学问是为己的，现在学问不是为己的，这是中国文化界在反思古今学问变化时看到的一个现象。除了自己以外，任何能够损害我生命的东西，我都是推托的，你给我天下都不要。你看《庄子》里边很多故事，你给我天下，你让我出来当官，但是你损害了我的健康，我是不理的。但是现在呢，你看我们的官员，为了自己的仕途，无所不用其极。基本上健康最差的应该是官员，他们很累，但是这个累找不着解脱。就是这套官场体系、官场文化，如果没有生命文化进去把他们解放出来的话，他们这个文化就是一种病态的文化。我觉得我们中医有文化的功能，如果从自己出发，自己把握自己，自己成为自己的主宰、自己生命的主宰，这个底蕴对当代的文化价值也好、社会价值也好，都是非常有启发的。所以我们讲中国文化是不是从这个角度出发更好！

杨光：我主要从事临床工作，病人非常多。我们针灸科在2000年以前是我们医院的小科，几十个病人，收入最低；但是通过十年的发展成为全院病人最多的科室。通过这些年发展真正感觉到中医非常有前途。社会上说中医不科学，实际上只要疗效上去了就不存在科学不科学的问题了。针灸之路前途非常光明，而且是中医里边最精华的部分，它比中药来得快。现在各个医院的针灸科发展得良莠不齐，这主要跟医院的重视程度有关。另外跟领头人的学术素养有关系，他们没有继承到正宗的中医。薄老师是在传统的基础上有所创新，而且跟现代医学联系比较紧密，他的思路也很好，他在广东省中医院带领那么多科的主任，运用针灸的方法取得了很好的效果，这是很好的思路。我现在一直在想，在北京应该办一所国家级的针灸医院。针灸作为世界文化遗产的代表名录，它应该像京剧一样，有一个国家京剧院。针灸都分散到各个医院的针灸科里了，一般不受重视，受排挤。实际上应该成立一个针灸医院，把针灸作为一个疗法，不能作为一个科，作为一个科的话各方面都受限制了。它是在各个科都能应用的方法，而且在我们临床上确实都有效果，只要用好了针灸，各种病都有效果。所以现在要发展针灸，要建立一所规模比较大的针灸医院，所有科都用针灸方法，把针灸作为一个基本方法、主要方法、首选方法，其他的方法都作为一个支持方法，这样针灸研究才能够深入下去。就像薄老师在广东省中医院能够搞科研，因为各科的精英都用针灸方法，他们病源很多，能够深入研究下去。针灸分科专业化，分细了之后，才能做深入的研究，才能够跟西医的科相抗衡。我觉得这是一个方向，而且会促进针灸的大发展。谢谢！

薄智云：刚才杨主任讲的，其实我们还讲了很多传统的文化，最后还得落地。怎么样用现代的语汇对它进行表达？我觉得这是一个非常重要的问题，解决人们需要解决的问题，一个学科的优势才能凸现，才能被更多人认同。这么多年我所做的工作就是学科的重新构建。在每一个科里边都能有不同的方法渗透进去。解决什么问题？解决目前西医的盲点、难点，这是我最近这些年一直做的工作。刚才杨主任讲了，说我们完全有能力和有条件建一个国家针灸医院。其实通过这个东西可能会推动大家对整个中医的看法，而且为未来医学构建一种新的模式，我认为这个建议是非常好的。而且前期知识准备已经全部完成，现在基本上没有什么障碍。现在报道研究的疾病种67种，散在很多专科里。刚才施教授讲到肝硬化，肝脏中心池晓玲主任主持的一个课题的研究完成了，肝硬化67%都有效果。其实什么是道？道是什么呢？"理在道中，道以理显"。我们不能还原到古代去了，大家谁能静下心来炼内丹呢？不适合了。研究是需要的，但是更多的是需要我们拿出一些能够符合现代人需要的一些方法，体现我们这个学科的优势。这样才能更好地使我们的文化得到传播。其实我去西方讲学这么多年来，美国没有什么文化。李博安在这儿我也这样讲。其实文化积淀比较厚的是欧洲、意大利、希腊。我去意大利呆多少年了？呆了十年，每年都去。他们为什么喜欢这个东西？因为他们看到隐藏在疗效背后的是一个强大的理论支撑。所以有的老先生80岁了再去参加学习班，二次参加学习班，他觉得不够，他说教授应该到意大利办一个提高班，你不来的话就失掉了一个好学生。所以能从这些看到外国人对中国传统文化的酷爱。靠的是什么？靠的是疗效。首先能够引起大家关注的是疗效，能够帮助他解决很多目前西方医学解决不了的问题。在罗马大学，他们医学院请我做过报告，疼痛中心，每个国家在欧洲都有中心，疼痛解决不了，其实我这些年对他们最大的教化就是解决疼痛，别的什么都不教。为什么呢？好的东西永远在国内。日本人从来不去教，作为中国人得有点儿民族气节。这是我的心里话。希望我们中华民族能够得到发展。一谈到道的时候大家糊涂了，什么是道？孔老夫子都搞不清楚，孔老夫子都讲"朝闻道，夕死可矣"。什么是道？道是隐藏着事物背后的客观规律。我在国外讲学的时候，最近这么多年一直在搞传承教育。

在这么一片大好形势下，中国的话语权慢慢增强了，但是我们要讲什么话，自己的文化都快没了，还讲什么，这是我最急的事。为什么把大家请到一块儿讨论这个问题？其实做哲学和我没关系，我不是搞哲学的，我就是一个医生。为什么我有这个热情，一而再、再而三地把大家请到一块儿探讨这个问题？我觉得中国文化遇到问题了，希望大家集思广益进行探讨，通过我们不停地碰撞，重新把我们的文化进行一些梳理。但是它的目标是什么？是为了构建能够影响世界的新的中国文化。这是我的初衷。这可能是我想得太远了，这不应该是我想的事，但是现在没有人想这个事，所以就办了。谢谢！

赵中月：其实不光您在想，您傻，我们大家都傻。这会儿坐在这儿，浑身冒虚汗，还在坚持，还在期待或许有更精彩的发言，这种期待的心理大家可能都是共同的。

田原：前几天有一个读者给我打电话，是安徽的。他跟我讲，他36岁，他祖母用搵探舌治疗小儿腹泻效果非常好。我问他什么叫搵探舌，谁知道就是用百草霜，也就是锅底黑灰，用这个搵小孩舌根部，腹泻一次就止住。还有一个四川的，46岁，他研究的项目是国家863项目。他跟我讲，中医外科手术已经失传了，外用膏剂中医还有多少？也没有多少了。取消了之后，中医外科很多东西已经寥寥无几了。但是他就研究了一种膏药，完全是中药的膏药，这个膏药用来治疗糖尿病的手足坏疽和骨折。我回来之后把四川灸条带了回来，回来就试验这个方法，用手指头取火，然后搵。油蘸多了，把手给烧了。我的儿子就说妈妈你这个手一定要起泡，我说我相信不会起泡，我把药膏涂抹了一下，之后，十分钟之后止疼，半个小时以后没有任何不适的感觉了，我就把药膏洗掉了，发现有点儿疼痛，又抹上点儿，第二天发现一点儿症状都没有了，只有一点点印儿。我想说民间土壤之丰厚，奇人、高人之多，超出了我们的预期。其实疾病真的是我们的老师，同时它也是让我们能够有机会认识中医，认识我们自己，提升自己。我是不愿意谈道理的人，我就想我们身边好多优秀的东西，我喜欢扎到地下拿着锹挖。经络是什么？谁都没看见。但是你在用电话，无线电你在用，再看这些小树苗哪一个没有脉络呢？人生一世草木一秋。我在一本书里边看到爱因斯坦说过一句话：我想知道上帝是怎么设计这个人的。我也想知道中医是怎么理解人的。希望大家从今天开始从心里边敞开接受它，然后体验它。我敢说我这十年把中医所有方法用遍了。口腔溃疡那个问题，山东有一个老专家，他家里有好多朝代的偏方，一个小药丸七天能够把一年的口腔溃疡全部解决了。这个就是以通为补。其实人体之间的沟通是你的生存之本，如果闭塞了这些通道你必死无疑。打开这个通道用什么？就是中医。

我特别喜欢寻访中医人，特别喜欢那些执着的中医人，希望那样的人来找我，我要跟他们谈话、碰撞，把那些其他地方不让他们说的，由我把它公布出去。谢谢！

李道安：关于张博士提的问题，关于那个方法，我觉得有一点儿像佛说人有八万几千个病，每个人可以通过不同的方法回归到道。我们能不能像古人那样学，薄老师认为不太现实。我自己想成为好的中医，这是我的目标，一切为这个目标服务。如果我想成为一个好中医，手巧而神惕者才能做到这些。你的心态或者心境都要非常平静。我们从《中庸》里能看到，喜怒哀乐，他没有这个东西是最好的状态，不过度是和。我自己也是通过学中国传统文化中的那些道理然后改善我自己。那个检验方法是什么呢？是我到临床做的疗效的高低，或者我对病人的宽容度。如果我真的要给病人看好病，除了我的知识之外，还要有好的身体。我自己有一个目标，一切为它服务。喜欢书法的话就可以练书法，主要是调整自己的心身。

薄智云：我们针灸一直关注一个问题——守神。一个是病人的神，一个是自己的神。把很多文化的东西变成比较直观的东西、比较可控的东西，糅合到你的系统中，慢慢地就形成一种状态了。

张南：根据今天这个沙龙的主题，我想讲一点，讲三个时代，这不是我个人的认识，是专家学者的共识。人类社会进入了21世纪，我们今天讨论中医，我们已经开始从工业文明转向生态文明；第二，我们已经进入了一个医学或者生命科学时代，从微观上看，对于中华民族本身，我们从一个失去记忆的时代到了唤起回忆的时代。简单解读一下，按照工业革命两百年来"科技＋资本"对资源掠夺式的发展，透支子孙后代的资源换取当代人所谓的现代化幸福生活，人类这么走下去就是灾难。因此转向生态文明，是中国、世界人民的共识，向这个方面发展，国外做得甚至比我们还好。生态学或者生态文明不是刚刚开始，是在两千年前以中医文化为代表的这种文化知识体系已经有了比较完整成熟的东西。因此，要从这里来寻找我们人类后工业社会的发展怎么走。

第二，人类的科学发展从文艺复兴到21世纪以前，物理学等等，作为学科构建已经比较完善，到21世纪以后更加精确或者说能量更加放大。21世纪全球出现了三次大的危机，中医再显成就。在生命科学里边形成两大分支，一个是分析还原论的基因学，一个是我们产生的整体天人合一、自主再生的学科体系。基因科学是双刃剑，很难说是灾是福；中医有几千年的实践，所以中医学可能是人类战胜疾病的一个最好的方式。

第三，中华民族一百年来取得了很大的成就，但是有一个不可避免的事实，40年代前还有国学，从50年代开始，人们接受的系统文化教育跟李道安没有区别。对于我们的思维方式和习惯，刚才张超中老师讲了很多，问问整体大众有这个意识吗？不仅没有，就从没听说过。这个民族对自己的文化是一个失忆。但是到了改革开放三十年，建国以后中国取得的成就，和世界对中国因素的关注，使中华民族对自己本身的文化开始有一定的寻求。我也只是说现在刚刚唤起回忆。中华民族追求自己的文化很好的路径就是从中医反璞，逐渐认识中国文化原有的系统。最后我借用一下那句话，"全人类联合起来"，我们迎接中医时代的到来、向生态文明的转化。我们不是失去，我们得到的是更加理性、健康的生活。谢谢！

赵中月：张教授现在是情绪刚上来，可惜时间不多。我注意到还有一位沉默者，这位女孩叫李玳。

李玳：非常幸运能够来到这里聆听诸位老师的讨论。为什么选择康复？因为康复是西医里跟中医最贴近的。在术的层面，在传统康复里的应用，比如说针灸、手法治疗等等，都是跟我们康复密切相关的。作为一个西医学生来说，这是我能选择最贴近我愿望的学科。刚才葛老师提到关于针灸应用到运动这一块儿，我有一个想法，从哲学思想上来说，其实运动学这方面也能够体现出东西方的差异。比如说目前奥运竞技学运动和现在的太极，这些是完全不一样的，很能体现东西方的差异。而现在研究运动医学康复，我也是想从东方汲取智慧，再通过西医的一些方法做一些研究。我觉得运动本身是为了健康，现在有很多形式上的问题，有政治、经济层面的问题在里边。从我们接触的这些运动员角度来说，这些运动员身上伤都很多，我个人认为如果中医真的在运动这块儿应用的话，一方面是运动损伤的预防，还有一个就是治疗，当然更多的是让以后的运动更加科学化。我还有一个想法，我为什么对养生很感兴趣呢？也是源于北大国学社对我的影响。我在学生期间担任了北大国学社的理事长，所以在传统文化这方面接触了一些专家老师，他们影响我不断往这方面靠近。我有一个想法，西方科学在不断地还原，我认为还原是必要的。不知道大家有没有关注到宇宙这方面，我最近也是看了一些宇宙科普的东西，像以后人类应该走向何方，不光是人类自身的问题，也是包括宇宙的演变。以后不管在地球上如何发展，我们可能都会碰到天灾人祸，这些是无法避免的。所以说西方的思维方式和中医是并行的，我们不断发现在细分过程中能够摸索出一些规律并且适当应用。也可能在未来，比如说地球毁灭，一方面中医可以提高我们自身的能力，再有也是通过结合西方的科技手段不断延续我们人类的生命。

我有一个疑问，关于丹道，或者说自我气功修行，前一段也了解到中医研究院《内景图》的研讨、《内景图》的修行，这个东西是怎样普及比较好？我有一些朋友他们自己喜欢练一些内功，但是其中有一个朋友，我觉得他是一个很典型的例子，练完了以后走火入魔，从西医表现上就是精神分裂症的特点。他在当地医院就是按精神分裂症治的。精神分裂症的治疗在西医上就是抗精神分裂药。在这一点上不知道各位老师有没有一些想法或者建议。谢谢！

赵中月：我开一个文化药方，颐和园的构造基本上是按照《内景图》建造的。我做一个小结，结得不当的地方请薄老师补充。刚才葛亮先生提出三个问题，这三个问题我听了，关于针灸、经络。这三个问题提的，我觉得代表了一种普遍性的东西，姑且叫葛氏三问。我特别在意提出问题的意识。它恰恰介于我们今天开这个中医哲学沙龙，也就是说针灸经络和针灸文化之间的关系问题，这个点点在这儿了。我们这次中医哲学沙龙，就是从不同视角提供一些新的观照方法，看看我们发现的是什么，大家各自从各自不同角度上提出见解。这些见解都有共同的指向。怎么看中医、怎么看经络、怎么看针灸，如果用还原思维方式追究的话是此路不通，而且永远追究不尽。不是说抬出文化这杆旗吓人，我把中医看作文化体，你这样悟它的话样样都通。

前几天跟田老师到成都去，用灸条，医理部分不研究，但是我确实发现，我估计远古的时候先民们大概就是这样做的，只是不一定有这样巧妙的草药方组合。是不是人们发明了火之后，找树棍摁一摁这儿有感觉，从这儿产生的。刺破皮就产生了针，针灸的发生过程很有意思。这个也不去管。

困扰葛亮的经络问题我当初也有，后来豁然开朗，到处都存在着经络，无线电、飞机航线，这些哪些是有形的东西？你怎么证实？但是它就是存在。

通过今天这个聚谈，我发现这么两条线，一条是还得用二元对立思维。一条是气在形而下的层面，道的层面是形而上的问题。经络面临的实际问题是，是否有效两者就产生必然对应关系，这个说不准。术亦载道，到底怎么载法？我们重新用眼光梳理它，这些就不说了，也说不清楚。

这次沙龙最大的价值就在于，我们不同行当的人到一起来，可能会产生一些新的问题点，这些问题点都值得关注。前天超中博士说中医哲学沙龙这次谈针灸、经络和中医文化，谈一次就放过去吗？其实张博士提了很好的建议，经络问题要说有多重要就有多重要，要说多大就有多大，一次肯定谈不完。怎么办呢？可能下一次，围绕着这个话题继续谈。这次沙龙活动暂时告一段落，希望大家继续关注这个话题，做一些案头的准备，争取下次沙龙的时候把大家的好想法贡献出来。

薄智云：刚才张老师和赵老师总结得都很完整了，我就不多讲了。一提起这个话题感觉沉甸甸的，可浅可深。我们以后慢慢地研究，逐渐地会找到一些结合点。发现问题是好现象，碰撞过程中间提出很多新的问题可以促进大家思考，完了以后找到一些新的思想方法，可能会推动我们这个学科的发展与传播。下一次议题仍然是针灸与中国文化，谢谢！

中医哲学沙龙第三期

时间：2012 年 8 月 22 日

地点：中国社会科学院多媒体会议室

参加者（以发言先后排序）

薄智云：腹针发明人，中国针灸学会腹针专业委员会主任委员，北京薄氏腹针医
学研究院院长，广东省中医院腹针研究所所长

赵中月：中国医药科技出版社首席策划，中医文化传播人，作家

董光璧：国际易学联合会会长，中国科学院自然科学史研究所研究员

周桂钿：北京师范大学哲学系教授、博士生导师，中华孔子学会副会长，中国哲
学史学会副会长

杨志敏：广东省中医院副院长，教授，博士生导师

王永洲：颊针发明人

邵晓鸿：前美国中西医结合学会会长

金　峥：英国中医药联合会医师学会常务秘书长

邢东田：中国社会科学院信息情报研究院研究员，编审

张　南：中国社会科学院中医药事业国情调研组执行副组长，研究员，中国哲学
史学会中医哲学专业委员会副秘书长

张超中：中国社会科学院中医药事业国情调研组执行副组长，研究员，中国哲学
史学会中医哲学专业委员会秘书长

老膺荣：广东省中医院名医工作室主任，主任医师、中医学博士

张红林：北京中医药大学针灸推拿学院教授

杨　光：北京市宣武中医医院针灸科主任，主任医师

周达君：广东省中医院针灸科，副主任医师

李存山：中国社科院哲学研究所中国哲学研究室主任、研究员、博士生导师，中
国哲学史学会副会长，中华孔子学会副会长

周　炜：北京中医药大学附属护国寺中医院针灸科，主任医师，教授

薄智云：首先，我们应该感谢邢东田老师给我们提供便利，我们中医哲学沙龙已经办了两期了，但是到中国社会科学院来办还是第一次。大家看到，这个会场环境是很好的，讨论哲学的一种氛围有了。这次，按照以往的惯例，会议交给赵中月老师主持。他是文化转播人，这么多年来一直热衷于中医文化的传播。我们两三年以前，从一个很小的一个私人恳谈会，慢慢发展成一个哲学沙龙，所以这个事也已经经过几年的时间了，大家慢慢觉得这个工作做得很有意思，所以也就有了今天这个第三期沙龙聚会。我们现在开始就进入正题，先请赵中月给我们讲话。

赵中月：中医哲学沙龙已经举办两期了，开始的时候定位不是很清晰，只是觉得，从中医哲学这个概念入手，能引申出很多有价值的话题。这样，第一期就讨论中医的哲学处境，也就是从当下人文环境入手，看中医哲学应该处于一个什么样的位置，对人们的现实生活和文化发展能起到什么作用，也就是找到如何介入现实的着眼点。这些想法，是我们举办中医哲学沙龙的初衷。

第二期沙龙谈到针灸问题，其中有多大的文化和哲学内涵，在以往的研究当中看到一些，但是没有集中起来。所以第二次谈针灸以及中国文化。这一次讨论来讨论去，觉得范畴应该进一步收缩，否则就会大而无当、流于空泛了，没有实际意义，于是确定从任督二脉入手，谈经络及其后面的文化支撑。我个人觉得，由针灸过渡到任督和经络，是一种自然的逻辑顺延，是不是应合了古代经络发生的自然过程，这个我没有搞清楚。总之，经络是连通着人体组织的一张网，任督二脉就是这个网的纲纪，也是人体接通宇宙能量的主要通道，而穴位呢，就是时空在人体上一个具体的交汇点。无数个交汇点构成的人体气血循环，全在于任督二脉的纲举目张，甚至可以说是经天纬地，这个并不夸大。

今天在中国社科院开这次沙龙，首先要感谢社科院办公厅邢东田老师的大力支持。中医哲学沙龙本是一个同道者聚会交谈的一种民间形式，现在办到这里来，有点登堂入室的意味。随着环境氛围的改善，我相信，今天这次沙龙的话题质量会更值得期待。

很高兴，今天哲学界两位前辈也到场，一位是中国科学院资深研究员、科学哲学界的泰斗级人物董光璧先生，一位是北京师范大学著名教授、中国哲学史家周桂钿先生，另外还有来自于美国、法国、英国的中医专家，会从不同的视角，从各自的文化背景出发，谈出更有价值的信息。原定出席本次沙龙的国家中医药管理局李大宁副局长、社科院哲学所刘长林教授、广东省中医院吕玉波院长，因为临时有事未能到场，表示遗憾。

下面由薄智云先生做主题发言。

薄智云：我先给大家做一个主题发言，抛砖引玉。我主题发言是"从任督二脉谈经络对中国传统文化的影响"。

前一段时间媒体报道，甘肃省卫生厅协助组织的一期李少波真气运行学习班，有四十个学员都打通周天，这可能与学习班的学员都是中医相关。这样的报道，由于前些年把气功作为伪科学被批判，引起了人们的热议。当时大概有一百多万人在讨论这个，有很多人骂中医是伪科学，但是还有很多人支持中医但由于说不清楚，只好对骂。还有媒体报道说，采访了研究任督二脉二十六年的中医专家，他们说这种现象根本不存在。这样就在网上吵成一窝蜂了。在这样的情况下，我开始关注这件事儿。

其实气功在中国文化中存在已久，是保健、养生和锻炼身体的一种传统方法。除了养生，气功中还分硬气功和养生功。武术是中国的国术，在武术中，到处可以看到气功的痕迹，太极拳是影响大的一个武术流派，以刚柔相济为特点，其实便是巧妙地把气功中动功和静功结合在一起的典范，动功是肢体的运动，而静功就是气功了。

如果我们不把气功意识形态化，我们客观地对传统练习气功的方法和气功锻炼过程中出现的各种现象进行评价：通过修炼气功打通周天的现象是存在的，改善身体的健康状态也是相对比较客观的。因为有很多的人，就是通过气功的方法来健身。中华人民共和国成立以来，最早是1956年从北戴河工人疗养院开始气功推广的。我母亲曾经于50年代初在山西工人疗养院就职，从1959年开始担任体疗医师，她带着工人锻炼。那会儿进行疗养的工人，都得是劳动模范，她每天很早就带着大家打拳，教大家做一些健身的气功养身功，主要是以静养。所以我对它的来龙去脉比较清楚，1959年我母亲所在单位他们推广的是北戴河疗养院的经验，学习班以养生为目的，没有过度的夸张，基本上实事求是的。

"真气运气通周天"是李少波先生的一套养生功法，从严格意义上讲，它属于气功的范畴，而气功是中国传统的养生保健方法。气功类别很多，真气运行通周天，是个人所得、一家之言。而李少波这个人他是很有说服力的，他活了102岁，无疾而终。他中年时身体并不太好，通过锻炼，一百零几岁，无疾而终，这种现象少见。所以他把自己的经验总结出来让大家共享，这对促进我们对人体生命科学的研究也很有价值。中医的学习方法就是传承，就是把一些过去个人的经验进行重复，在重复的过程中慢慢找出一些规律。李少波先生是对我们中医界做出了贡献的，所以，气功通周天是一种神秘而古老的方法，对养生、疗病有一定的作用，但应该客观地评价它，它是一种保健方法。

气功通周天，我们在这儿要明确一个概念，气功所讲的"通周天"就是中医所说的"疏通任督二脉"。如果采用针灸疏通任督二脉以后，在经络敏感人身上会出现一些经络感传的现象，我们在研究针灸经络时，刺激一些特定的穴位，可以诱发这种现象。这个我体会比较深刻，我在《中国中医药报》发了一篇文章，题目是"针灸也能通周天"，把这种情况解释了。谈到针灸，大家都知道经络有个特点，经脉循行线上的症状反映了相关部位上的疾病，既可以通过它进行治疗，也可以通过它诊断。它是中医传统诊断的依据。大家知道任督二脉横跨前后正中线，所以和它相关的疾病是很多的。我们且不说前面任脉，就后面和脊柱相关的疾病，现在就有许多。

所以疏通督脉就可以治很多的病，你还可以用其他的方法，我们觉得从健身的方面来说，大家知道现在颈椎病发病率很高，其实你坐一阵儿，动一动，或者是站起来，有意识地深呼吸，把头往上拔一拔，对颈椎有改善。所以从现代医学的角度，这些做法并没有过分的夸张。

从这里可以看到任督二脉的作用，从任督二脉的调节范围可以看出经络对中国传统文化产生的影响，它是有非常重要意义的。

下面我从三个方面给大家说一下：第一是任脉与督脉的调节作用；第二个是针刺可以通周天，针刺可以疏通任督二脉；第三个是它对中国文化的影响。

我们先从中医的角度对督脉和任脉的理论做一个回顾。在中医的理论里把经脉分为两大部分，一个是奇经八脉，一个是十二经脉。"十二经脉如河流，奇经八脉如湖泊"。在中医理论中，人体的气血有没有地方存储呢？有，在奇经八脉。而任督二脉，一个是居人体的前正中线，一个是居后正中线，所以它主一身之阴阳。很多满足人体自身需要后剩余的气血都存储在任督二脉中，当每个脏器，或者哪个部位气血节余的时候，它多余出来的气血，平时我们使用消耗不完的气血，就存储到这两个地方，它就相当于一个水库，起着调节作用。旱了以后，调出一点儿来，灌灌田，没事儿就把它存储到这个地方。

任督二脉利用我们人体平时积蓄的气血，除对人体的内循环进行二次调节以外，任脉和督脉也构成了一个自我循环系统，从任脉到督脉、再由督脉到任脉的小的循环系统。这个循环很有意思，因为我是研究腹针的，做了四十年，对任督二脉研究了四十年。所以在里面，感觉到我们中医过去很多说不清的地方，通过任督二脉都可以说清楚。

大家都知道，很多人认为中医的脏腑中没有"脑"，其实错了。我们一说脏腑，只讲五脏六腑，把奇恒之腑脑忘了，把女子胞忘了。任督二脉是把奇恒之腑脑和女子胞连接在内，构成的一个小的内循环系统。它是通过任督二脉把它们串起来的，这个我们从《黄帝内经》里面可以找到很多依据，例如肾主骨生髓，脑为髓海。

那么肾和脑是怎么连接的？它是通过肾、督脉连接的。因为督脉在脊中，它把肾气补足了以后，就变成脊髓了，髓就能填充到脑里面去，所以我们在治疗脑血管病的过程中，可以通过腹部治疗脑血管病。办法很简单，补肾填髓，填髓就可以把脑子补起来，使脑血管病很多的症状缓解，这是第一个。

第二个，任脉把女子胞和内脏连接到一起，所以任督二脉使五脏六腑和奇恒之腑构成了整体的内脏一体。可能开中药的过程中对这些不是太在意，但是我们在做针灸的时候，如果思路不清楚，我们的临床疗效就很难提高。我们说任、督、带脉和冲脉，它们是调节妇科疾病、内分泌的。所以内分泌其实也可以完全包容到我们脏腑系统里面去，这个脏腑就是一个大的脏腑，由五脏六腑小的脏腑系统和任督二脉小的脏腑系统共同构成。大的脏腑活动里又包容了脑、女子胞，这些是通过任督二脉连接的。

从经络生理学角度来看，任督二脉的功能以调节脏腑的亏盈为主。五脏六腑之外，脑、女子胞也是奇恒之腑，也是脏腑，也在任脉和督脉统辖与调节的范畴。《黄帝内经》里讲"正气内存，邪不可干"，既然这样，脑、女子胞要保持一种正常的状态，我们人体才能健康。我们人体的健康与内脏系统的稳态至关重要，任脉、督脉与脏腑共同形成了一个内循环调节系统。因此任脉和督脉作为一个小的循环，它自身的状态对身体的健康肯定有一定影响。它除了是一个湖泊，还是一个通道，督脉到任脉、任脉到督脉之间的循环称为通周天。它描述所用的语言不同，但是和针灸疏通任督二脉要表达的含义是完全相同的。

通过气功修炼能够打通周天，这从养生保健的角度来看有一定的合理性。为什么有一定的合理性？我们各种气功方法都有个共同的特点，虚灵顶颈、舌抵上腭、含胸拔背，尽量让后背拉开放松，这样的话，对后背的血液循环肯定是有帮助的。除此之外，让大家意守丹田、排除杂念，各种功法都会提到这些，这是最基本的要领。

这些东西对我们精神的调适还有很大的帮助，大家都知道，最近这些年精神系统疾病的发病率特别高。而任督二脉的这种调节其实不仅是身体的调节，而且是"神"的调节。中医里面讲精、气、神，神的调节也离不开任督二脉。气功修炼的方法众多，但各种方法都有异曲同工之妙，所以我们说："戏法人人会变，各有巧妙之处"，不同的流派有不同的修炼方法，但是对于任何一个流派，都把它作为一种秘笈，只传给极少数的人，不会随意传播。因为"法渡有缘人"，达到了它的要求，就是道德水准的要求，才可能教给某一个人。所以我们中国有一个特点，我们对人的要求，不是通过法律条文对他进行评价，而是通过人与人之间的感觉。就是这个人是不是符合我们儒家传统的道德标准，这样对其进行判断，然后再根据判断决定给他多少相关的知识，使他能够修炼到什么样的水平。一般这些有诀窍的修炼方法已经是各个流派的顶层秘笈了，刚才我们说李先生能够把他感悟到的、而常人没有感悟到的东西奉献出来，这对中医是很大的贡献。

在很多传统文化的领域里有很多的窍门，但是并不是所有人都能领悟。比如说通过气功可以获得超常的能力，但大家努力未必人人都能达到这样的水平，会存在个体的差异。我们看武警战士拍砖，有的人能拍六七块，有的只能拍三四块，有的一两块，一个教练教出来的学生差异都那么大。

对于技巧性的劳动，不仅体现在我们中国传统文化中，在西医的脑外科手术中，中国神经外科专家王忠诚，他被称为"万颅之魂"，是中国神经外科的开创者之一。王院士能够做的高难度手术，其他大型医院的脑外科专家未必都能做，以此便否定医学解决这些疾病的能力是同样荒唐的。

中国文化中，人们对许多行业师承学习方法不了解，所以练功者对中国传统文化中技能训练的缺失，和对中医相关理论的一知半解，无意中片面地放大了经络的作用，这是导致对通周天功能的期望值太高的主要原因。还有一点，我们很多人对通周天这个概念是通过武侠小说启蒙，并不是从医学的层面对任督二脉的功能有所了解，所以我们经常可以看到，一些文学作品往往把这些东西虚拟化，过大地夸张了它的作用。用文学作品给人们带来的神秘色彩来解读中医，导致了极大的思考上的错位。

所以不能用简单的科学不科学就对所有的现象进行判断，它分为很多类型。关于这个问题，是近百年来一直讨论的议题，中国有没有科学？中国有没有哲学？中国有没有医学？其实答案很简单：中国有医学，就有科学；中国有科学，就有哲学。因为它们是一个共生体，而不是一个片面的、独立的、很简单的部分。

知识有不同的类型：许多工作以技巧性较强为特点，只能用操作得规范不规范、掌握得熟练不熟练来进行评价。我们说这个菜好吃不好吃，也不能用科学不科学来进行评价，所以用科学来评价任何的东西，这本身就是一种不科学的方法。

"知之为知之，不知为不知"，不能不懂装懂，有一些人把我们的思想搞得一片混乱，其实是这些人对中国文化的了解太浅薄了，导致了现在我们国人的思想一片混乱。

现代社会已经进入知识爆炸时代，在自己知识盲区的领域不着边际地乱发议论，只能被人嗤之以鼻。而对中国传统文化了解的缺失，是导致人们判别是非能力下降的根本原因，使人们对权威专家的公信度下降，造成人们对中国文化的自信度的置疑和思想的混乱，有知识但没有文化成为一种非常普遍的现象，这是非常可悲的。

第二，针灸可以通周天。在这个地方我们做一个思想转换，气功通周天，这就是用气功的方法疏通任督二脉，同样针灸也可以疏通任督二脉。任督二脉在经络中是非常重要的经脉，而经络是中华民族对人类的伟大贡献。经络作为中国传统文化的一部分，被广泛应用于修身养性、健体、养生保健、预防、治疗、康复等与生命科学息息相关的各个领域中。而且现在我们看到，针灸在西方医学那个庞大的领域里，它的重要作用越来越凸显，为什么可以这样讲？因为我去意大利连续讲学十二年，明年的时间已经排定了，如果他们不需要，那么还要我们这么多年不停地往那边跑吗？

过去曾经有一段时间，我们进行了很多的研究，就为了证明经络的存在。那会儿是尽管中医存在，一度被西方医学界所质疑，但是通过针灸走向世界后，越来越多的人感受到这一超出人们感官范畴的系统是存在的。因为很多人都扎过针了，他们知道针灸是怎么回事，有时候出现这样那样的感觉，现在越来越多的外国人对针灸的作用和它治疗疾病的基本理念越来越接受了，痛则不通。随便到了西方去，很多外国人都知道针灸是怎么回事。所以经络理论所伴随的针灸广泛地被西方医学所接受，而对于经络的理解，由于人们接受的途径和范围不同，还存在一定的差异，因此通过临床现象解读比较容易被人们所理解。

一个意大利的艺术家，他的太太是意大利的西医，去年参加我们学习班以后，给他先生治疗哮喘病觉得效果比较好。他患病好多年了，他的太太学习的腹针很简单，其他也不会用，就简单四个穴位，引气归元，扎了一年以后，比他用了那么多年的西药效果还好，其实就是简单地疏通任脉。所以今年她带着她先生来再参加培训，让我帮他会诊，扎了三次以后又比他以前好很多，以前的药基本上都不用了，所以他们对针灸充满了信心。

几个有意思的临床现象，其实我对任脉的气海、关元穴治疗腰椎间盘突出引起剧痛的病人是在 1972 年，当时疼痛马上缓解。这是通过刺激任脉的穴位疏通了督脉的经络，这也是通周天。前几天我们刚结束第三届腹针国际学术研讨会暨腹针研究发展四十年研讨会。当时研究腹针的起始点就在这个圈里（注：任脉疏通督脉的循环里），到现在 2012 年正好是四十年，所以今年搞了四十年庆祝会议，全世界很多国家都参加，还有意大利等国家，来了很多国家的医生。我们这次会议，中国针灸学会的领导对我们给予很高的评价，我们这么高级别的会议是很难得的，两天的会议，大家好像觉得依依不舍，完了又延长了两天的学习。办了两天的学习班，大家还是不愿意离开，还希望能有更多的机会参加这样的活动，但是我有点儿太累。

在四十年里，不断地能看到听到，病人经常会告诉你，通过任脉到督脉有一股热流像波浪一样循环滚动的感觉，有人描述好像身体飘起来一样，感觉特别轻松。这次学习班里有一个老学员问怎么回事，病人觉得自己飘起来了，他自己有点儿害怕，我说没事，好事。我问他后面感觉呢，他说那几天特别舒服，好像一点儿病都没有了。我说其实这是通过针刺，就和我们气功师一样，把他的周天打通了，他一听特别开心。其实这种现象，在腹针的临床中，国内外都有很多这方面的描述。

所以最近这些年，我们腹针的医生遍及国内外，数量在一万人之上，其中外国的西医也有近千人，一个意大利就有四百多人参加了培训。大家或多或少都有类似的描述。针刺能够疏通任督二脉是一种普遍现象，而这种现象的出现与患者的身体状态、经络的敏感程度与医生的操作技巧相关。

1990 年，在我整理《腹针疗法》这本书的过程中，检索文献时发现：安徽芜湖的尉迟静医师在经络敏感人身上针刺中脘、气海、关元这几个穴位，他诱发了任脉到督脉气血贯输的循经感传。

2001 年，四川省一位中医也发表文章，他明确提出针刺能通大、小周天，并把文章发表在台湾的一本杂志上。他当时拿文章给我看，对十几个人进行针刺表演，30%的病人能获得感传。过去我一直认为是疏通经络，但他给我一个震撼，他说这就是我给你打通任督二脉，针刺打通任督二脉。后来一想这就是一个思维转换，与看到临床现象是一样的，确实能够证明针刺可以诱发任督二脉的感传。

1987年前后，我曾经到浙江杭州拜访了老中医罗诗荣先生，当时他已经是70多岁的高龄了，他以铺灸治疗哮喘病、类风湿性关节炎、肝炎等疾病。他医院里有一个医生和我是朋友，带我去了以后，和老先生坐那儿聊了一会儿。因为病人太多了，他们陪我询问了几个病人，疗效确实出奇的好。方法很简单，就是把蒜泥涂到督脉的皮肤上，然后撒药，最后艾灸，然后督脉排一行，从中间两头点着，燃完了，一次就完了，三伏灸就好了。他当时治这些病确实疗效很好，很多病人都是第二次去。这些病，大家都知道有一些病是疑难症，到他那里治疗，第二次再去就好很多了，连续问了很多病人，因为他们病人全部都是再回去的。

2002年，他们邀请我到杭州讲学，碰到他的弟子，我问他你师父当时用的是什么呀，他说药里面主要有麝香，所以效果特别好，铺灸通督脉，它的疗效是肯定的，它的药只不过是起一个增效的作用。

我去年在北京卫视《养生堂》给大家介绍过腹疗保健操，它的手法以按摩任脉为主，可以调节背部很多病。当时我们在《养生堂》做了两期，去年的时候播了，大家可以看到。所以中医通督脉的方法很多，可以起到不同的养生保健的作用。而且这么多年来，我从1999年出国讲学到现在，每年在国外两三个月，走了十多个国家，教大家的方法都是治疗颈椎病、腰椎病，它其实都是通过任脉调督脉实现的。

疾病的种类繁多，腰椎病、颈椎病、脑血管病后遗症、脑瘫、眼底病都和督脉的气血运行不畅有关，而腹针对这些疾病都有非常好的疗效，其中的玄机都与腹针的针刺能通周天有关，通过任脉调督脉，即通周天了。

任脉和督脉是人体中两个大的经脉，尤其是督脉循行的线路把脊柱和脑全部涵盖，颈椎、胸椎、腰椎，任何一个椎体发生疾病了，都可能影响相关的部位出现疼痛或其他不适的症状。

我们中医讲"痛则不通"，只要是在这些部位发生疼痛，都是经络不通了。所以近些年来，西方医学开展脊柱相关疾病的研究，认为许多的疾病都与脊柱出现的卡压、变形或退化有关，开始把关注点投向脊柱，采用整脊的方法治疗。中医骨科治疗脊柱疾病，手法是通督脉。大家都知道罗有明，北京的双桥老太，她是用手法通督脉，所以通督脉的方法很多。去年在美国的整脊学院讲学，他们的整脊学院有一百年历史了，当时办的学习班就是在那个学院办的。所以他们西方对脊柱的认识，充其量也就是一百年左右，它认识到脊柱的重要性，到了中医，就把它归拢到督脉当中。

这些都启发了我们重新对任脉和督脉的诊断和治疗进行再认识。

根据中医"痛则不通"的原则，结合西医现代科技的诊断技术，我们可以清晰地了解诱发督脉相关部位疾病的病因、程度与部位，在明确诊断的前提下，针对性地进行治疗。气血不通的问题解决了，周天自然也打通了，所以从另一个角度来看，气功通周天是一种自我保健和养生，它必然是盲目的，而我们针刺的对应性比较强，这是一个区别。

任督二脉的作用非常重要，但人体是非常复杂的开放的巨系统，并非所有疾病都与任督二脉相关。你说百病皆治，这是有点儿夸张的，但是说它可以治疗很多疾病，这是肯定的。通过身体的不同部位和脊柱的现象，我们可以获得丰富的信息，去进行分门别类的判断，也可以通过现代科技手段对疾病进行准确的诊断。不是所有人都需要打通周天，因为在正常情况下，我们人体的周天都是处于畅通状态。

我们《黄帝内经》里讲："肝受血而能视，足受血而能行，掌受血而能握，指受血而能摄"，我们眼睛看东西，不是说感觉气血来了就能看见了，经络本身在正常状态下是无知无觉的系统，只要我们没有病，说明任督二脉就是通的，当发生疾病的时候，任督二脉才出现问题。所以我们说通周天，一般情况下正常人不需要，只有出现疾病时才需要通。

具体的治疗方法，我就不讲了，因为要把大家重新拉到中医理论里面去，那就更复杂了。

气功通周天的现象在修炼得法的前提下确实存在，但通周天绝非仅仅只有通过长期的气功修炼才能出现。我们针灸是疏通经络的基本方法，任何经过严格培训的医师都可以通过针刺疏通任督二脉，因此打通周天并不神秘，同时这也说明经络在中国传统文化中有非常广泛的影响。

从中医经络理论的角度解读通周天的养生、保健与治疗作用，对脊柱相关疾病有一定的预防与治疗作用。

经络指导中医、指导养生、指导保健，包括对人们的饮食习惯和生活中的许多方面，都产生了广泛的影响，构成了人们思维的一种定式。它对中国传统文化所产生的影响，有非常深远的意义。

我们从任督二脉中可以看到经络的认知方式和思维模型，在中医的思维模型中，不仅可以清晰地看到中华文明的人文精神和中国哲学的博大精深，而且它是一个鲜活的中国哲学载体，而中医哲学则为人们社会提供了一种有别于西方文化的科学思维，因此成为影响中国文化的自然科学。

感谢各位哲学家、经济学家、社会科学思想家、文化界的学者共同关心与参与中医哲学的讨论。中医哲学的讨论之所以能够吸引知识界同仁的关注，是由于大家的文化自觉，因此而形成了中医的自救，由中医的自救，而形成了我们文化的自救。

中国文化自救不能仰仗以古罗马、古希腊文化为核心的地中海文化，也不能仰仗中世纪形成的伊斯兰文明与文化，文明能够形成冲突，但是不能形成变通。中医强调"治病必求于本"，对中医的学科发展，对中医哲学地位的认同与思想方法的研究，这才是治本。而以中医哲学作为切入点带来的中国文化，才能使世界和谐与安定。谢谢大家！

赵中月：薄老师做了很精彩的主题发言，其中一个概念我很有感触，就是精神疾病的问题，我们不从病理学上去看它，其实这是个精神致病的问题。肉体层面上，人与动物相同，不同之处在于人有精神性，那么，这个精神性疾病，它与中医是什么关系？中医学在解决现代人的精神疾病上能发挥哪些作用？

半个月之前，我跟张超中博士在江阴参加一个会，期间我们聊天儿，他说当年在做博士论文的时候，苦读《黄帝内经》，始终感觉不能贯通。我听着很感兴趣，怎么就不能贯通呢？张博士说《黄帝内经》可能有个精髓的东西，一直没有被人们感悟到，那么这个精髓的东西，可能就是一个词，或者一个概念，有那么一个核心点。后来有一天，他忽然有悟，悟到什么了呢？他说悟到了一个"神"字，"精神"的"神"，这样一下子就都读通了。现在都把"精""神"两字组合起来用，其实是关注了精，而忽略了神。这个"神"在《黄帝内经》当中，或者在中医学当中，至关重要，具有至高无上的作用。

前几天在读张博士的论著，其中看到董老师一篇序言，董老对张博士提出来的关于"《黄帝内经》当中存在一种人类独特神秘经验"这句话，董老给予很高的评价，也认为对这种独特的神秘经验，现在人们关注不够。下面，就请董光璧老师发表他的精彩见解。

董光璧：非常高兴参加这个沙龙。我是中医药的一个受益者。

大约五十年前，就是上个世纪 60 年代初，我因为劳累过度得了慢性肾炎，西医判定最多还能活三年。我吃了七年中药好了，已多活了五十多年。当时正是中国针刺麻醉的高潮，我因肾炎要割掉扁桃体，而针刺麻醉主要用于扁桃体的手术。我因晕针在北医三院的针麻手术没有成功，这是我与中医药的第一次机缘。以后又有过两次机缘，都属于思考和研究性的机缘。第二次机缘在二十年之后的 80 年代初，在特异功能和气功热中，我作为一个研究者，我和我的同事们看了几尺厚的材料，这些材料是从中国科学院、国家科委和中国科协三个渠道来的，集中到了中国自然辩证法研究会。当时在北京召开了一次讨论会，北京的相关科学研究机构和媒体被邀请参加。与会者的认识是针锋相对的，讨论了一天也没有取得共识。本来想有个结论发表，结果是未能如愿。第三次是又过了二十年的 2004 年，在清华大学开了一次讨论会，主题是"中国传统文化对中国科技发展的影响"。美国的杨振宁、香港的陈方正和我，三个主要发言人都是物理学出身。陈先生称赞中医是活着的中国传统科学，遭到杨先生的激烈反对。杨先生对中医的主要观点是，中医如果照着原来的路走下去是死路一条。

关于中医的争论主要涉及的是科学性问题。人们喜欢讨论中医是不是科学。我对于这个问题的看法是，先有医学后有科学，在科学诞生之前中医学早已作为仁术服务于社会。我们现在所理解的科学产生自 17 世纪的欧洲，是以牛顿力学为代表的科学。那种科学就是科学院的研究人员现在干着的事儿，干得比较好的就被评为科学院院士。科学有它产生和发展的历史，全世界都是先有医学后有科学。我们通常所说的科学，所指的是自然科学。比如中国科学院学部成立时，设数学和自然科学部、哲学和社会科学部，这表明数学与自然科学是不同的，哲学与社会科学也是有区别的。学术界的这种理解我们不要打破它，重新定义科学会遇到更多的困难。现代文明是以科学为基础的文明，任何传统都在接受科学论证的考验，作为传统文化遗产的中医也不能例外。这是没有办法的，是摆脱不了的命运。你说不让论证，这是不可能的。那什么是科学性呢？从哲学考虑怎么看这个问题？我是学物理出身的，我上北大想要念的是中文系，是学校要我学物理的，物理学无疑会影响我看问题的角度。在我看来，科学哲学所讨论的科学目的性问题，就是关于科学性的哲学问题之核心，应该成为我们中医哲学沙龙的一个议题。

科学的目的是三重的，即控制、预测和解释（或者说明）。人们期望能控制自然，即使控制不了若能预测一些事件的发生也可趋吉避凶，而且人们并不满足于控制和预测，还要思考和寻求对于自然现象的理解和解释，特别是那些关乎人类生存和命运的重大自然事件。对自然的控制、预测和解释不是科学的专利，在科学诞生之前这些都已经有过，如祈福求雨之类的巫术控制、宗教的神启预测、宇宙起源的哲学解释，但科学的控制、预测和解释与巫术的控制、神启的预测、哲学的解释不同，科学的控制、科学的预测和科学的解释都是以自然规律为基础的。覆盖率模型是科学哲学研究的一个重大成果，虽然它是一个科学说明模型，但也可以用来讨论科学预测，今天在这里没有时间详细讨论这些问题。经过几十年的讨论，已经认识到覆盖率模型对科学的解释并不完善，但有这样一个模型用来分析科学还是很必要的。覆盖率模型是用来讨论形成于17世纪欧洲之科学的，也可以用来对中医的科学性进行论证。我们可以把中医和科学进行比较，控制的比较、预测的比较和理解的比较。中医药的镇痛、清热、解毒等疗效无疑体现着其控制作用，中医"治未病"的预防战略显然是以疾病发生的预测为基础的，而以经络理论为核心的中医药学理论当然也属于生理和病理之类的理解和解释。作为"仁术"的中医药学与"科学"的目的一样要求控制、预测和解释，在哲学的深度上中医的科学性是毋庸置疑的。

作为科学史研究者，我没有中医史研究的经历。但我经常求教一些中医史研究者，比如我常请教廖育群先生。他是我们自然科学史所的上一任所长，他是学中医出身的。我看他们写的论文，我问他们一些自己不清楚的概念。我很重视中医的经络理论，我写的介绍中国古代科技的一本小书，把经络理论作为五大发现之一列入了。我自己也很愿意参与理解经络理论的研究，二十多年前我参加过一个中医问题的讨论会，我提交的一篇短文是经络的电磁场模型。二十年过去了，我还在思考经络问题。这里说说我现在的想法，我把经络看成一个互联网。互联网是网络的互联，它可不是一般的网络呀。一个个的网络连接在一起，形成一个网络之网。网络是怎么连接在一起的？靠的是网络之间的协议。我们该怎样理解经络理论这份科学遗产？我想它可能就是一个互联网。经络这个互联网连接了哪些主要的网？连接了神经系统的网络、血液循环系统的网络和免疫系统的网络。我想经络可能就是这三大网络互联的一个网络之网。这是我向廖育群等医学史研究者学习的结果。我问他们古代经络能对应的东西是什么，他们告诉我好像是血液系统、神经系统、淋巴系统等等。有的地方说的就是血管，有的地方说的是神经，有的地方说的就是免疫系统。现代医学生理学还没有把这三者连在一起的概念，中医的经络就是连接血液、神经、淋巴三大系统的互联网！这是我所能想到的。

说了一些外行话，谢谢大家的耐心！

赵中月：谢谢董老的发言。关于经络与互联网的形象比喻，堪称是董老的独家妙解，是很有说服力的。下面呢，还要请出一位重量级的专家，周桂钿老师。春节期间和周老师有一次见面，记得周老师谈了一个故事，说有一次去德国，在黑格尔纪念馆，周老师说他发现一个细节，据纪念馆的人说，黑格尔有一个借书单，那个借书单上有《道德经》这本书。这个细节可以证实，中国古典哲学对西方近现代哲学思想发展是有很大影响的。周老师是研究中国哲学、尤其是两汉哲学的大家，欢迎周老师发表观点。

周桂钿：我是研究哲学的，对医学应该是外行。我曾经写过一本书叫《天地奥秘的探索历程》，用哲学和天文学研究中国古代的天地奥秘的探索问题。我把那本书送给张岱年先生，他说你再写一本《人体奥秘的探索历程》，就可以作为姐妹篇。当时我就去买了很多医书，也看了一些。天文学那本写了两年，这本已经过二十年了，还没写出来，我觉得研究人体奥秘比研究天文学还难。

刚才，主持人说的记忆上有误，不是我去德国，我没到过德国。

李岚清到英国去，参观大不列颠博物馆，馆长说恩格斯借用过老子的《道德经》。李岚清据此说：中国的文化对西方有影响，也是马克思主义来源之一。特别是辩证法，黑格尔对《道德经》的评价很高，黑格尔的三大规律八对范畴，《道德经》里面都有。实际上他总结的时候重点参考了《道德经》的那本书，所以中国的辩证法还是比较高明的。恩格斯批评过西方科学有一种形而上学的倾向：僵化，不变。他对老子的辩证法，应该说有比较深的理解。所以黑格尔和恩格斯接受了中国文化，所以李岚清说，马克思主义是总结了全人类的文化成果，其中很重要的就有中国文化成果。

我现在也经常想到，我对恩格斯写的《自然辩证法》看过比较多。他很强调的一个，他说只要科学在发展，现在的所有结论都只能是假说，因为要发展，如果不是假说，就是客观实在的，那怎么能发展？那只能站在结论前面发抖而已。这个话很深刻，就是到现在，西方的科学界形而上学的还比较多。欧洲很多人写了很多书，批判科学主义，也叫唯科学。我跟何祚庥辩论，他反对伪科学，真伪的伪，我反对唯科学，唯物主义的唯。我认为他就是唯科学，只要有结论，那都是真理，你跟他不一样就是反科学或者伪科学。发现新现象，应该有思考。他采取不承认的态度。

所以我认为科学精神首先是怀疑，然后是质问。对什么结论都是相信无疑的，我认为就是唯科学，科学就是要发展。这个话，我跟搞自然辩证法最权威的人谈过，他都不接受，我说你可以看看恩格斯的书，恩格斯的思想还是很辩证的。我跟搞科学哲学的人也谈过，我说你对恩格斯的那个说法有什么不同看法，他说恩格斯说得很巧妙，没法驳。人家就是很辩证，你怎么驳？

我后来看了一些医书，我研究了中西方的文化比较，我想西方很大的特点就是优胜劣汰，强调竞争。中国比较强调和谐，或者说平衡。比如说中国过去讲的宇宙模式是天地、阴阳、五行。五行的模式很有意思，五行中的木对应的是东方，对人体里面是肝，对四季里面是春天。这个东西我研究得比较多，发现有所变化，比如说开始心放在中央，这是哲学家搞的，心是中心。但是医学家认为，心对应的是火，在中央土对的是脾。我认为这是医学研究的成果，这个结论后来成为通论，开始提出来的心是中心，对应是土，跟医学上不合拍，这说明医学跟哲学在中国古代有很多互相促进的问题。

到了董仲舒，提出来五行是"比相生而间相胜"的相生的体系是董仲舒提的，过去都讲相胜，比如说水灭火，后来发现相生。先讲相胜，后来才有相生，再后来就重新系统化，这样的一个过程，所以这个哲学跟医学关系很大。

去年我请一个美国的教授到国际儒学院讲座。他跟我聊天的时候，他说，不懂中医的人不能理解中国哲学。我听了以后很震撼，我有这个想法，我根本不敢说。因为很多不懂中医的人在讲中国哲学。实际上这个相关性很复杂，没有很深的理解，说不出这个话。

后来我考虑了中西医的关系问题，也考虑科学的问题。科学的问题，现在很多人都知道，培根说的四大发明，四大发明是没有问题的。但是中国不是仅仅四大发明，培根看中国的东西并不多，他概括得不全。后来李约瑟写的《中国科技史》，他是有很多研究，他用ABCD那样写中国的发明创造，列了26项，他说英文字母已经没有了，还有很多甚至很重要的，没有列上去。后来另外一个也是英国的自然科学家，叫梅森，他写的《自然科学史》，他列了中国发明创造 34 项，一条一条的都在。我认为他列的比较全，但是我了解的，他那里面还有没列上。

比如说经络问题，还没有写，还有很多没写的。所以中国人现在没有总结自己的，比如说风的等级，我们上高中学的风是最大 12 级，它最早提出来的是蒲福风级。我们中国也对风的分级，分的是 10 级，西方是 12 级，我们是 10 级，没有 0 级。这是我在清朝人编的《古今图书集成》书里面看到的，编这个书的时间比蒲福出生的时间还早几十年。那就是说分风的等级是中国人发明的，不是西方的，不是蒲福发明的。《古今图书集成》编成之前，中国肯定有了风级。现在很多人不看书，不了解中国过去的成就，包括这个专业的人都只知道外国的成就。很多搞这一行的人，比如说搞气象学和天文学的，他对中国古代的气象学、天文学并不是很了解。当然我的《天地奥秘的探索历程》也批评过天文学界的一些人，就是科学院中国科技史里面的那些专家。他们写的书有一个缺陷，对中国国学的基础缺乏训练，比如说把伪书当做经书，本来是明代人编的，他把它当成战国早期的作品。李约瑟没有把这个列上去，那说明，真经假经，他还是有分别的。但是我们中国人稀里糊涂把伪书弄进去，这个形成科学史就打乱了。现在做起来很难，因为现在懂古文的不多，搞科学的、搞哲学的很多人不懂，所以这也是个问题。另外西方医学跟西方的科学，它是在那个背景下产生的。西方的科学里面存在的定义，在西医也存在的。我这人非常典型，我写过一篇文章，《三次心电图危机引出的哲学思考——再谈科学需要辩证法》，我三次去检查心电图，都说我大面积心肌梗死，要抢救，把我送到北医三院，我第二天就要出院，一出来以后全身肌肉疼，疼了一个礼拜，不知道用了什么药。后来一回，我说这一回不能去北医三院了，去阜外医院，它是心血管专科。结果到那里以后，要给我安支架，旁边有个电视很大的，一看，心脏看起来这么大，我也看了。他七八个医生在那里看，哪儿也不堵，怎么大面积心肌梗死？

那是 2004 年，从那以后再也不检查身体，我一检查就要抢救。八年没检查，今年去检查，那时候在阜外医院，给我检查，反复检查，检查 37 项都没有问题，就让我出院。但是最近去检查说血糖高，叫吃降糖药，吃了药两个结果，一个问题是视力不好了，现在电脑、手机都看不清楚，戴着眼镜、拿着放大镜才行。还有一个问题，走路不稳。现在就是血糖还没都降下来。

薄大夫刚才很多说法，跟我想法是一样的，我非常赞同，谢谢！

赵中月：第一次哲学沙龙的时候，杨院长说过一个观点，谈到中医文化生态的问题，我当时印象深刻，深得我心。请杨院长把好的观点继续贡献出来，大家欢迎。

杨志敏：我到这儿是来学习的，因为我们经历的这种学历教育，基本上是从书本到书本。我现在从医 25 年以上，到现在才发现自己的很多不足。所以这几年，我们医院要求我们从哲学这个角度补课。所以这个中医哲学沙龙，我们医院非常重视，我们吕院长也很重视，也想来，但他要去大连，就委托我跟两位主任过来了。

我从理论上谈不出什么东西，从感觉上可以谈一些。现在中医存在着什么困惑和问题？我觉得就是我们的环境。就像刚才周老所说的，我们现在整个文化的体系教育里缺乏国学这种知识教育。我们从幼儿园、小学、中学到高中，到本科大学，基本上接受的是现代的这种科学思维的教育。我突然进入了中医学这个领域，我没有很好的这种系统的国学思维的话，我很难理解中医学里面的内容。所以为什么很多人质疑经络、质疑中医的理论体系，我觉得一点儿都不出奇。随着我们不断对中医的理解和使用的深入之后，我们才感觉到中医的存在和科学性。

最简单的一个道理，比如说让学西洋画法的人去欣赏一幅国画，你更多的是用西方的焦点透视方法去写实，而国画更多的是写意，散点透视，表达一种意境，这是两种完全不同的理论和思维方式。

比如说，昨天我们跟广州电子信息学院的专家讨论，我们中医采集信息，很多是靠人的感官感知，很难用一种客观的、动态的、连续的方式采集信息。现代科技有很好的手段，但是科技手段，它可能是以局部判断，而不是以关联判断来整合我们人体的健康信息。我们现在也有一些设备用来判断人是否健康，我们有的很年轻的小女孩，从现代医学的角度来评测，确实是没有什么疾病，但是从外观看她，从中医的角度看她，我们认为她是有问题的。很清瘦，脸色㿠白，一点儿血色都没有。我就说我们用经络测量，给你测测你的状态是什么样。我们测出来了，功能状态是低下的，这就说明她不符合我们中医的健康状态的标准。

我们只要有一点儿对事物的美的判断，就觉得她不健康。所以我们中医学是从一个关联的、系统的、整合的综合角度来判断人体的健康问题，而不是从局部的、解剖的、分析的角度。我觉得我们中医也是从取象的角度之后、综合相应的关联关系之后，得到一个综合判断。所以现在做中医很有难度，他必须具有非常好的洞察力、观察力，还要有感知力，感知世界微小的变化，人与自然发生变化了，人自身情绪发生变化了。还有就是联想力，就是你意象的这种联想力要强。最后就是把各类的关系进行关联整合的能力。我觉得作为一个好的中医必须具有这些能力，才能把人体的信息进行整合、再分析。

现代医学为什么容易被人家接受？为什么年轻一代越来越趋向于认同现代医学？因为它具体、直观，是线性的关系，是什么，不是什么，它都列出来。所以刚才董老说的，当一个病人病情复杂的时候，很多时候有些药物看上去不是作用靶点的时候，它效果不好，但这个系统若是处于一个稳态的状态时，它某个靶点作用下去，这个系统可能就很快进行自我调整，是可以有效的，所以它的有效性也是有它的优点。但是系统混乱了，已经不是靶点可以解决的了，西医的效果就不明显了。

我觉得，关键是我们怎么去理清楚，它是一个什么样的哲学思维方式，或者是从整体的角度看待我们人体，这样去引导我们的医生、引导我们的患者。我们患者不接受这种整体思维的话，他对医生的信任度，或对医生的疗效评价，都会产生怀疑。所以很多时候所谓的医疗纠纷，就是对医学不了解所产生的问题。我们沙龙也好，自然科学也好，还有哲学界的、医学界的人，能够有机地整合出来一些东西，能给我们大众更好的影响，会更有价值。因为单纯医学家去说，很多人会说你是自己说自己的东西。但有时候哲学家去说、自然科学家去说中医是这样的，会更被大众所接受。

赵中月：杨院长说到一点，关于中医的教育问题，我觉得，中国儿童的国学教育倒是其次，而是中医、中医思维和中医带给人们的生活观、生命观，这个教育在儿童时代必须要启蒙。否则，从小学到大学，学了很多的知识，唯独对于养生护命的知识严重缺乏。就像现在我们大部分的成年人，对中医所倡导的生活观、生命观同样懵懂不觉，也需要启蒙。所以，应该有这么个启蒙运动。比如现在很多地方建立了"治未病"中心，把"治未病"仅仅理解为一种医疗行为，我觉得很可惜，它应该是一个全民性的教育运动，让人们得到正确的生命健康观的启蒙。

下面，我们来听一听国外中医专家们的发言。先请法国的王永洲先生，没想到您这么年轻。上次哲学沙龙王先生就准备参加，但是没参加上，后来发过来一篇文章，写得很好。王先生，请从您的视角来谈谈中医。

王永洲：对我来讲，这是非常难得的一个学习机会。我的导师是薄智云教授，还有我对面的两位泰斗，在他们面前我都不知道该说什么好。既然击鼓传花传到我这儿来，我就把这个花往下传。怎么讲，就说张博士谈到的说理解得很到位的一句话，他说《黄帝内经》讲的最高的一个词就是神。《黄帝内经》讲神的时候，有一些话我一直不太理解，但是我一直是记住的，就是往来莫测，上下求索。"阴阳不测之谓神"（《易经》），学中医的人是很困惑的。当看到一个物理学的一个海森堡（注：海森堡测不准定律：德国物理学家1927年提出的不确定性原理是量子力学的产物），我老想这两者之间，虽然年代跨度很大，他们是不是在说一件事。

也就是说现在科学的手段是一个分析手段，当它面对一个对象的时候，它可以肆无忌惮的把它切开，用这种物化仪器测量。比如说测量大小、质量、颜色、速度，那么很多东西到一定程度是测不下去的。尤其像人这种，我们现在叫非线性系统，或者是复杂系统，它是不适合用割裂的方法研究的。

这种研究，在我们中医里，我们实际上是有表达的，就是说一个人一定分成三部分，是形、神，在形神之间的叫气。做针灸就是调气，让气走到神，或者是走到形。现在身心医学在西方一百多年了，这门课在大学里有，在中国也越来越受到重视。但是身心医学作为一个学科来讲，它能干什么的呢？关于这个问题，我在巴黎十三大学，我教的是中医学，我教的学生是取得医生资格的，所以我们之间的碰撞非常多。谈到身心医学的概念已经有一百多年了，但是关于身心分离的问题，西方一直是物质和精神分离，精神和肉体是分离的。所以它出现了这个行业，心理学家、精神分析学家他们在干这个事儿，而医学、医生在做另外一个事儿。这两个事是没办法糅和在一起的，所以他们之间经常打仗。虽然这两个学科都是诞生在西方，但是他们之间这种不可调和的东西，我看了非常有意思。有时候我有点儿窃窃自喜，我要感谢我们的老祖宗。老讲中医整体观念，首先这是一个很大的哲学观念，就是天人合一。

第二个跟我们联系很紧的是神形合一，正是因为有了这个，五脏派生出来的东西不仅仅是生理学机能的东西、形态的东西。它派生出一个概念叫五神脏，也就是说五脏分属五志五情。有了这个文化基础，身心问题，对中医来说从来就不构成问题。我们可以顺理成章地通过疏肝、健脾、补肾治疗忧郁症、焦虑症，治疗很多身心性的疾病，甚至很多是精神性的疾病。

我在国外做了十几年的医生，也做了八年的老师，我感觉到文化给了我们巨大的支持，文化一直是我在国外立足的动力，或者是一个骄傲的资本。也就是说，我不仅仅是医生的身份，我背靠着一个几千年的文明，有这么一个大的文明做我的支撑，我为此而感到自豪。

一般来讲，我的学生羡慕我的一点是，居然能看懂两千年前的东西。我说是啊，《黄帝内经》的话，我不能说都看懂，但是文字上我是能看懂的。但是他们说如果我们能看懂莎士比亚的全著，那我们已经是境界很高了。由此，我觉得文化的延续很重要。我们这个形、气、神的观念，我认为，对医学、对生命来讲，这个概念并没有超出我们。西医不管认为他们多先进，实际上先进的高科技，比如核磁共振、CT，我觉得这跟医学不是太有关系，不是医学的思想在发展，它只是设备在更新，将来还会有更多的设备更新。它是一个医学对高科技的应用，它不知道把这个身心合在一块儿，这样它跟中医较量的话，我认为我们是有优势的。

赵中月：我还想多听听国外的先生们、女士们发言。

邵晓鸿：我是在国内受的教育，1980 年入学，1985 年毕业。一路走来，自认为自己是在追随中医发展，做一个好学生，在学校里做一个好干部，那么自然也想做一个中医方面的领路人。大学毕业以后到了空军总医院，在这个过程中不断地求学，到中医研究院（现为中国中医科学院）也学了几年，遇到了很多的老师，学到了很多的知识。更深的体会是我到了国外以后，我们的手脚都已经被捆绑了，原来学习的东西不得不放弃。国内学校中西医知识的比例，中医是60%，西医是40%，也就是说学校把我们培养成了一个现代的中医人。

我对西医的关注远远超出了对中医的关注和理解，因为它可以给我很多明朗化的知识信息和内容，我借鉴了很多。学校也在说学经典，我不能说我的老师不好。在那种教育体制下，老师没有更多地把经典的深刻内涵给我们解读出来，那个时候我们也没有能力去理解它深刻的内涵，是拿学分高一点儿，就过去了。

到了国外以后，我们不能用西医，还要注重疗效，这个时候开始钻研，重新回顾经典，学习中医。

哲学对我来说是一个大概念，就是世界观和方法论，具体来说就是想什么和能做什么。中医是否是科学？我的体会是用实际证明它的疗效，这个是最能说明问题的。中医是否是科学，西医是否是科学，我们用疗效辨别。无论是西医还是中医，矛盾体都是个体，都是解决一个人自身的问题。

我行医已经二十多年了，在国外也呆了十八年，经历了这么多以后，我自己的体会是，中医很浩瀚，很难把它形成结构。但是老祖宗教给我们的天人合一，无论它多么深厚，它最后都是归结为一个点，就是最简单的，我们说的阴阳表里、寒热虚实。我们也是秉持着这些东西去看病，因为我们没有办法借助西医的检查手段，第一手看病的时候，完全是使用我们先辈留下的东西。

用八纲辨证，我在美国看好了很多病人。很多年轻的女孩，经常出现的就是痛经，经过很多治疗一直是这样，没有改善。来了以后，我看这孩子，不用做其他检查，一摸她的手，是冰凉的。按理说，20岁的小孩、年轻人，我们说正是她阳气亢盛的时候，可她的手是冰凉的，不是冷，是冰的感觉。她说去化验了，女性荷尔蒙是正常的。她们的生活习惯喝冰水，在空调下工作，更多的是紧张的压力。我们中医归结为气血失调，没有查出什么东西，但是表现有了，如果没有中医八纲辨证的诊断思维，我们也束手无策。通过我们的调理，她的痛经得到了改善，最后她也相信了中医。

回头再来看，当年在国内的时候，我没有办法讲什么，说什么。到外面再看我们的体制的时候，我觉得我们的教育确实是入了一个歧途，耽误了很多时间。每个学生在求学的过程当中，都想学到真正的东西，但是我们的教育确实是偏移了。

在医院里，如果我今天不看化验单，这个病人一来，不做一系列的检查，是不可以的，因为医院没了效益，没有办法赚钱，每个医生都要这样做。我走出去，我不受束缚了。我们在国外是个小诊所，只能做小事情，大的使命感谈不到，但是欣慰的是我能用我的知识和能力，做了我所能做的东西，想证明一下我们中医存在的必要性和正确性。

赵中月：请英国回来的金峥先生发言。

金峥：我是 1988 年入学，天津中医学院毕业的，学的是骨伤专业，毕业后分配到了天津医院工作。天津医院是全国中西结合的骨伤基地，被称为骨伤界的黄埔军校。在那里，我们中医治疗骨伤得到了很大的发挥。50 年代发掘出来很多民间的有效治疗方法，经过西医的系统整理，加上解剖、X 线诊断等现代化医学知识，整理出来以后编成了一本书，这本书是全国的骨科教材，是尚天裕主编的，当时的骨科学生、医生都要学这本书。由于这本书，天津医院因此成为中西医结合的两个标杆之一。我毕业时是抱着这种想法，一定要进入这个医院学习中医的骨伤治疗，能把它能继承下来。但是来到了医院以后，经过了严格的五年住院医师大科轮转实习，等于是接受了西医的系统训练，但我还是初衷不变，我觉得中医的东西不能丢掉。我一直没有丢掉中医的知识，我的同学们就都拿起手术刀成为了西医骨科医生。

给我的感觉，中医之所以发展不了，就是在社会大环境的以经济利益为主的驱动下，中医没有办法生存了。我有一个股骨干骨折的病人，如果用小夹板和牵引来治疗的话，在当时 90 年代初的时候，八周的住院费只花三千块钱就可以达到临床愈合。但如果给他手术，当时还是国产的内固定钢板，手术费加住院费是一万块钱。

这样就是说，为了医院的利益肯定是要把中医压制下去了，不让你发展，完全变成西医了。做手术的病人，面临很多的风险，比如说术后感染、骨折不愈合、内固定松动等等。再有一个是一年以后，或两年以后，还要取出这个内固定，病人还要花一笔钱。也就是说医院选择什么治疗方法完全是站在经济利益的角度上看这个事儿，而不是站在病人的角度。所以我对这种做法心里很不舒服，于是我在十年前就离开天津医院去了英国。

在英国我觉得找到了中医发展的新天地。在英国做中医，是不能介入到他的医院系统的，我们只是很小的一个诊所。我们所用的武器就是老祖宗给我们留下的四诊，望、闻、问、切，所有的病人来了，我们不管他的西医诊断是什么，我们只要换成中医的思维，按照中医的辨证论治去治疗那些病人，往往能达到一个超乎想象的疗效。这种在我们看来是正常的疗效，往往在英国人眼中就是奇迹。我有一个病人，一个小女孩，她应该是得了青春期抑郁症，她拼命要减肥，差点儿把自己饿死了。她姥姥是我的病人，开始她不认为中医能看这些。她姥姥在我们这儿治疗了很长时间，有一天，她说外孙女儿快饿死了，在医院里头住院，不吃饭，只能下胃管，问我们能不能帮她。我说好吧，我们就试一下。然后她们就把这个小女孩带来了，她真的很瘦，眼睛的神都已经不在了。我们就按照中医辨证的方法，主要使用针灸、推拿，还给了她一些安神健脑的中药。不到七次，她就完全康复了。

按照我们中医的辨证论治来讲，她这个问题可以解决，但是对西医来讲就是一个很大的问题。因为我们中医看病时是身心合一的，我们首先要调她的神，第二才是调形，也就是说她的精神状态不改善的话，我们治疗起来，光给她身体补充能量是没有用的。我们用中医的理论先给她安神，像这种病人肯定脾虚了，肝也瘀阻，所以要补脾疏肝，这些方法一用上，她很快就康复了，然后她也马上考上了大学。

我回国之前还见过她，上次都快饿死了，她的身体受到了很大伤害，这次是她下肢水肿，因为她要出去度假，坐飞机腿就肿，很难受，所以她又来我这儿治疗。这次治疗了两次之后，下肢水肿就消失了。所以我认为中医到了国外才能成为真正的中医，而且它能够带我们回到老祖宗的那个时代，就是回到原始思维和原始方法。只有这样，我们的心才会静，我们不需要去看化验指标。我原来在医院急诊科工作过，所以我对病人的掌握是有分寸的，这种分寸不至于让我们什么病都敢去接，就是说我们鉴别诊断是很准确的，也是最首要的。

说到中医的发展，我很难说，我这次回来，看到国内的经济环境，使人很难心静下来去做学问，都是在心浮气躁地去赚钱。包括中医院也好，中医药大学也好，都是在做这些事情。所以我也不知道中医的出路在哪里，我只是想尽我个人的能力，先能保留一点儿传统中医就保留一点儿，多学一点儿。学习真正的传统中医，而不是科研上的中医，或者是现代化的中医，那是我们不需要的。

赵中月： 中午吃饭的时候，我看到在后院花廊里，在水池旁，大家交谈得很热烈，很有信息量，我也希望把这种状态带到下午的沙龙现场来。沙龙不同于论坛和学术会议，可以放松地谈，有个随意的心态，就会谈得好。为了让大家振奋一下，我们先请社科院的邢东田老师发言，听他讲现代化的问题。

邢东田：关于现代化问题，我有一些想法。最近中科院出了一个报告，是关于中国的农业现代化。基本上以美国为标准，说中国还差多少年。这个报告问题很多，关键是理论有错误。写报告的单位要开会讨论。这个会是开放的，让大家去报名，韩孟老师跟我说要报名，我反对，因为到那儿以后肯定是跟他们打架，"道不同不相为谋"。跟他们观点不一样，没什么意思。最后韩老师还是报名了，但主办方没安排我们发言。张南老师那天也去了，说会上还是有些人不太同意现代化观点。

赵中月老师看到韩老师发的通知，让我讲讲农业问题。我说其实我不懂农业问题，但在 20 世纪 80 年代关注过农业现代化问题。我原来在学校做过现代化的论坛，当时觉得现代化是一个方向，这些年，经过反思，包括在宗教所工作的十几年，到目前来说，对于现代化，我是完全持否定态度的。于是赵老师就让我谈现代化的问题。

现代化是一个不断进步的线性发展过程，其前提是假定资源和环境永远可以支撑。这其实是不可能的，违背基本常识。在历史上，只要是大量的资源集中在少数地区，最后的结果就是文明的崩溃。原因就在于它的支撑是有限度的，不可能无限度地发展。但是我们主流的意识认为可以无限发展世界，比如现在的城市化，这是现代化核心的东西。

像北京市，按专家的计算，地下水就够六七百万人用，只能支撑这么多人。北京市以前四季青送菜，把大粪拉出去做肥料；还有上海，虽然是个城市，却建立了循环系统。现在这个系统完全被打破了，根本没法再良性循环了。我觉得一个人类社会首先要解决它和自然的良性循环的问题。如果解决不了这个问题，任何制度都是没有前途的。

从这个角度来说，我觉得从文艺复兴也好，或者是从工业革命也好，基本观念都是线性发展做主导，无限地发展，有限的资源无法支撑。

回到中医的问题，中医和中国文化是一体的，首先是天人合一的和谐问题。我们历史上也有农业的过度开发，人口的过度增长，王朝就崩溃了，根本原因就是资源不够了。但是它的理念和它采取的一系列措施，都是围绕天和人之间怎么能够达到和谐来考虑的。

这个文化相对来说比较安全一些。西方就不同了。像目前这种现代化，理念上来自基督教的线性发展观，有古罗马的影子，主要是从犹太教出来的。它在神的国度里向天国不停地发展，地球不过是一个路过的旅店。这种发展观，运用到现实当中，是很危险的一件事情。而且犹太这个小民族和我们不一样，我们采取包容的态度，要讲和谐，比如说人和自然的和谐、人和人之间的和谐、国和国之间的和谐。犹太文化是对抗性的，因为犹太人比较少，民族弱小，受到各种强敌的欺凌，感到四处都是危机。他们一个游走的民族，被迫到处跑，《圣经》里讲到，他们到埃及，又到欧洲，从来没有一个固定的地方，所以他们是没有家园的概念的。

按照他们的教义，无论什么事都是对抗式的，表现在医学上是对抗性的，表现在农业上是对抗性的，对自然完全对抗。对文化、对其他的问题也是对抗性的，"9·11"事件就是一个例证。他们要把跟他们不一样的东西彻底消灭掉，逼着大家都像他们那样发展，一样地与人、与天为敌。这个文化是没有出路的。他们的政治制度也好，或者是其他的制度也好，可能有不少长处。但人类的生存才是最根本的，是最硬的道理，其他的问题是第二位、第三位的。发展也好，改革也好，如果没有考虑这个问题，很危险。

经过多年的反思，我觉得现代化是死路一条。如果我们能够对这个进行深刻反思的话，也许还有救，如果没有的话，这个文明的崩溃，我不知道具体日期，但是时间也不会太长了。这种大量的浪费，这么多疯狂的开发、开采，全世界都疯狂了。就我们中国来说，问题更严重。我们现在疯狂开发，是把东西运到西方给人家过好日子。这是危机的的转嫁，但问题是有没有下家？下家就是农村，就是我们的资源环境，最后大家玉石俱焚。就像癌症一样，癌症就是打破了身体的良性循环，片面地、疯狂地、无限地发展，吸取所有营养来供养自己，最后就是死亡。

中医承担的使命很大，西方一些先进的人士，也开始关注这个生态文明了。现在我也找不出一个更好的办法，只能是这么说一说。我的观点，在一些会上说，争议比较大。目前我们要解决最大的问题，一个是天人的问题，就是人与自然无法良性循环了。一个是天下的问题，天下就是我们现在的世界格局，不利于我们的生态文明，这个格局是恶性竞争，就是你必须按照现在的模式进行发展，你才能生存，你才能制服别人。但是这种发展下去是没有出路的，最后大家都崩溃。怎么解决这个世界性的难题，天人和天下，我们古代在理论当中是可以解决的，但是我们现在是解决不了的。刚才董老师讲科学的问题，我觉得它实际上是一个话语权的问题。周老师讲一个假定性的问题，我们就是建立在假设的基础上，我们社会发展是建立在一个被认为是个漏洞百出的假定的状态下。

这是我的一个思考，有点儿悲观。

赵中月：邢老师对现代化耿耿于怀，从个人的角度，我很赞同这个观点。这就引出一个现代性的制度问题，现在出现的很多负面问题，都跟现代制度有关。当下，全球化、工业化浪潮愈演愈烈，西方以普世价值的名义强力推行现代政治、经济、金融、贸易、大众文化等等所谓的现代制度。现在已经可以清楚地看出，这些制度都产生了一系列悖谬的恶果。反之，在这个环境当中看中医、中医文化和哲学，它所呈现出的另一个走向，可能就是未来时代性的走向，走向天、地、人三者的和谐共存。我们不好说这可能就是一个历史性的必然，但是，中医所代表的中国文化，可能为我们反思现代性提供了一个很好的借鉴或切入点。这一点大家都有共识，我不多说。

今天，咱们中医哲学委员会的几位专家都在场，欢迎张南老师讲话。

张南：我接着刚才的话题说，我们人类的无限发展和地球的有限资源，这种模式还能支撑多久？工业革命二百年，在世界的博弈中我们败了下来，为了奋起直追，我们才接受西方的理念。到了今天，还不知道将来要发展到哪一步，人类已经感到恐惧。

西方前沿科学家，特别是获得诺贝尔奖的科学家们，都已经在呼吁，说人类的获救，可能要从两千多年前，从东方的老子、孔子这里面寻找。这只是说一个呼唤，意味着危机意识，人类已经感觉到。怎么拯救呢？在西方最大的力量就是绿党了，它强调生态，对资本加科技发展的硬道理，采取了一个否定，甚至是过度的批判，以至它形成了一个意识形态，形成了人类发展的又一个价值观。

如何解决人类与自然、人类与社会和谐的发展，这个在西方兴起的拯救，像文艺复兴一样。但是我们看到，本质上，在两千五百年前，中国在这方面的理论学说、框架体系是相当完整的。我并不是说过去替代今天。因此在中医的复苏回归，它不光是反映在医疗危机、人类对这个社会不公的问题，同时也是对人类现代化的发展模式在进行反思，在寻找着可靠的出路。出路有两种，一种是人们在假设，我上天国还有什么用？还有一种是回归历史，回归到反思。

东方在两千五百年前，农耕文明、农学与医学，包括天文学，它有这个东西。所以现在看来，那就是回归东方的原创。当年文艺复兴，罗马帝国垮台之后，中世纪教皇统治，人们摆脱束缚，人文主义兴起，这是一个发展。第二次文艺复兴还要启蒙，是启蒙什么？我们这个民族，对自己几千年前原创的历史延续的东西，丢掉了，启蒙就是回归它的原创。21世纪的发展，应该是从工业文明向生态文明转换。不再是 GDP 的增长，不是财富观，不是谁强谁弱的问题，而是一个以中医为代表的、可持续的，强调人与自然、人与社会的和谐的发展。

但是这个发展很难，因为自工业文明以来，西方的森林法则发展到了极致，物竞天择、适者生存发挥到了极致。现在战争打不起，还有其他各个方面的竞争博弈，就是控制与反控制。因此我们完全放弃这个也很难，因为在现行的历史阶段，你跟一群疯子来讲这些事情、跟霸权主义讲这些事情不太现实。作为理性的人类应该有所思考，有什么样的一个价值取向，用什么样的方式以有限的资源获取人类社会长治久安的发展。所以中医思维就提供出了一个有效的解决问题的思路，可以作为价值观引领。

中医不光是人医，还有兽医。我们曾经调研 2005 年猪流感的爆发，农民还有一些企业家损失惨重，广东那边，群众自发，或者是叫社会自发，不是政府引导，更不是科学家提出的发展模式——还是对抗拼命发展，他们采取回归中兽医。中兽医跟中医学是相互拯救、共同成长的。现代化之后，这个东西被破坏了。现代化的养殖模式——大规模集群化养殖，为了防疫，大量的抗生素、激素被吃掉，造成很大的危机，现在传染性疾病越来越多。人畜共染的疾病，在 21 世纪都爆发了，非典、禽流感、猪流感，等等。

农业现代化的结果是超大量的化肥和农药的使用，现在农村的污染比城市还严重。大面积的土地，区域性的污染，怎么净化？要付出相当大的代价。也有学者开始回归中农药，所以中医学的理念，人医、兽医、中农药，就是保证人类健康地吃饭，社会健康地发展。中医的使命，或者它该承载的功能确实不是我们说说而已，在这个过程中转换理念，转换发展模式，转换价值观，都是一个很艰巨的任务。

21 世纪的生命科学，在西方是以基因科学为基础，人类一旦控制它，将是个灾难。所以生命科学应该是中医为主，而不是西方那种简单的直线发展观，不以它那个为主题的话，我们人类不至于面临更多的灾难。中医在这十年，也就是遇到三次大的疫情危机，体现出了独有的价值。因此，中医对社会科学的引导极其重要。希望大家多提出一些观点，提供更多的智慧。

赵中月：好在最近这几年，关注中医的人越来越多，各个方面的人都有，都在关注。这个已经成为一种趋势，令人感到大有希望。刚才，张南老师说到中兽医，一开始的时候，我对这个问题没在意，后来才想起，小时候，在农村生产队时期，一个村子里面，一个大队里肯定有一个赤脚医生，再一个就是肯定有一个是兽医，这个兽医就是用传统中医的思维和方法，给牲畜治病。现在呢？我经常去农村，有很多调查点，找中医可以找到，但是找中兽医真的找不到。这不光是一个医疗技术遗失的问题，而是人与自然的生态链出现了断裂，我们吃的动物不健康，人类怎么能够健康？最近，中医药国情调研组在搞中兽医调研，探寻从根本上解决这一断裂问题的出路。那么，我借这个机会也呼吁一下，所有关注中医的人士，也请关注中兽医的状况。

下面，请张超中博士发言。

张超中：听了各位老师的发言，我感到非常高兴。今年和贺霆教授一起参加国家社科基金项目申请，获得资助，课题名称就是"中国文化走出去——以中医在法国为例"。薄老师通过中医腹针，让中医走出去了，在国内外都有很大的影响。所以，这一次中医哲学沙龙讨论经络对中国文化的影响，既是热点问题，也是以往沙龙的继续，很有必要。我注意到薄老师在讲经络时说，一般来讲，人们对它基本上都处于无知无觉的状态，如果有了感觉，或者感到有点儿不一样，觉得异常，就表明身体的某些部分可能出了问题。我由此联系到中国文化的一个讲法，叫做"百姓日用而不知"，就是说大道恒在，但老百姓不明白，使之明白的方式就是要通过教化。经络文化属于中国文化的一个部分，如何认识它的价值，做到"有知有觉"，这是我们哲学、文化和中医学术界涉及到的一个大问题。

前些年我听上海复旦大学的费伦教授说起过，他的叔叔费孝通先生曾经自告奋勇，非要参加以经络问题为主题的香山科学会议，而且还在会上提出一个观点，认为经络是沟通中西方文化的桥梁。费孝通先生研究人类学和社会学，并在晚年提出影响至深的"文化自觉"，一方面是"自觉"，另一方面是"沟通"，看来费先生对经络文化的期望也是至深的。

2007年12月份，我请董光璧先生参加了一个会议，讨论整体论对未来科技发展的影响。董先生知道我长期关注中医问题，可能也是倾向于认为中医是整体论的代表，因此他在会上提出一个非常好的观点。他说我们现在生活在科学时代，一百多年来，我们中国的传统都要用西方科学的镜子照一照，合理的就留下，不合理的就认为失去了时代价值。但是西方也是发展的，社会也是发展的，到了整体论的时代以后，站在整体的高度看了以后，是不是要换一种说法。他说现代西方的科技和文化，是不是需要用我们这个中医的镜子照一照？！董先生这样一提问，我觉得整个中医文化，包括经络文化，它的价值就出来了。今天上午从法国、英国、美国回来的中医专家发了言，我听后很有感慨，觉得你们用中医这面镜子观照西方社会，效果非常好。在国外，你们的心很静，就想着中医这样一件事，反过头来看看国内的情况，一般人都很急功近利、心浮气躁。这样一来，"神明"不居，也就不明了，变得不行了，就失去了自己的标准。

所以今天从讨论经络文化进一步引申出的问题，就是我们怎么样讲透我们的中医标准，它到底是什么样的标准。在此之前，讨论今天沙龙主题的时候，我曾经提到的一个主题是"中医药标准化中的整体问题"，因为国家正在实施中医药标准化战略。我们私底下讨论这个问题，感觉到如果把握不好，中医就死了，那么中医药走出去的意义也就失去了。我感到此事关系很大，中医标准化涉及到整体问题，涉及到中国文化，但是整体问题并没有去深入讨论。

今天上午杨志敏院长在发言时涉及到连续性的问题，其实这就涉及到整体问题。从中医这个角度，在理论上深入下去思考就会发现，技术手段在处理这个问题时是有限的，最能够靠得住的是人本身。现在我们国内的这些医院里，包括教育领域，都把这个标准，都把这个信心放在设备上去了。我们人本身的教育，人本身的潜力却失去了。我们综合起来观察，发现你们在国外做中医，恰恰把人的潜力、中医的潜力发挥出来了，在国内恰恰把人的潜力抑制住了。所以经络问题很复杂，周天通不通，我觉得争论不争论这个问题，意义不大。经络系统按照理论去说的话，是和脏腑相联系的。所以说只谈经络，不谈脏腑，在文化上没法谈下去。

提到脏腑，就能找到经络之本，因为经络是气血的通道，任督二脉对气血盈亏有调节作用，但五脏的功能是"藏精气而不泄"，五脏失调，经络自然也失调。1994年的时候，祝总骧老师曾经提出一个问题，他说经络理论能不能成为当时世界太极修炼大会的指导理论，或者说核心理论。我问了祝先生几个问题，问题包括经络本身的实质是什么、它背后的东西是什么，等等。后来大家感到，如果没有精气神理论做支撑的话，经络理论是半缺的。不谈人的精气神系统，经络系统是不完整的。从经络出发往中国的修炼文化去走的话，其核心恰恰是精气神这个系统。神是主宰万物的，在人就是主宰生化、生成的。我们从经络本身反过来谈经络对中国文化的影响，我们就要看一看经络体系里面精气神的变化规律，因为它很具体，比较容易看到影响。哲学一般讲原则性的和规律性的东西，谈经络就是和各式各样的具体问题联系起来。一般情况下，人们对经络确实是无知无觉的，但内在体验能够增加人的知觉。因此，如果谈经络对中国文化未来的发展发生重大影响的话，就是通过中医的临床治疗，让你的患者，或者是让你周围的人通过经络进入到中国文化的环境里面去，通过经络文化达到对中国文化的自觉。谢谢。

赵中月：中医应该成为西方人来反思他们文化的一面镜子，这个说法真的很好，非常值得深思。接下来，咱们年轻人发发言吧。

老膺荣：非常感谢有这个机会学习，这是第三次来中医哲学沙龙学习，每次都有很大的收获。今天讲到中医的使命问题，对这个中医使命问题的理解，我们有很多不同的表述。像董先生说的，可能是对现代文明反思的镜子。还有其他的很多理解，都是很到位的。中医是能够比较好的把握住人跟自然、跟社会，以及人跟人之间的关系，处理这种关系的时候，它的优势是现代文明所没有的，或者说是不足的。我们要做的事情，要让大家普遍地认可这样一种理念，或者这种说法。认可这个理念的前提是让大家去理解。理解这个问题之前，我们要倒过来看看中医现状是什么，中医首先是从一个独特的视角观察生命现象的一个学科。它作为一种学科，必然有学科的一些内容，包括符号、概念，包括它的理论体系。

当前，有很奇怪的一个现象：现在中医，它本身已成为一种现象，与中医有关的一切好像都很容易被社会所关注，乃至引起轰动，包括咱们这次谈到这个任督二脉的问题。那么这是为什么呢？有这样一个感觉，不一定是对的。这个感觉就是，现在呈现一种情况，好像越是传统的，就越是稀奇的。按理说，中医在中国的认知度是最高的，在群众中的认可度也是最好的。但是目前的感觉并不是这样，任督二脉只是其中一个特例，但是非常有代表性。这样一个现象反映了一个问题，好像国人有很多对中医不是特别认可。这种认可在更深层次的一个问题是对中医他不是很理解。单说某一个特定的点，任督二脉是这个符号代表下的一个价值取向和理论体系。从哲学的问题来说，哲学是世界观跟认识论的一个总和，不光有世界观，还有一种观看的视角与方法。也就是说，世界观的不同还体现在我们用什么样的方法去观察世界。目前看社会上对待中医有不同的观点，质疑者可能更多的是不认可我们这种观察的方法。

举个例子说，中医学要振兴，需要做些什么？有人理解，首先要用疗效说话。我个人理解中医不缺乏疗效，国人是认可的，西人也认可，单凭疗效不能让他对你信服。我们说有这个疗效，但是疗效往往经不起统计，他承认你有疗效，但他让你统计这个疗效的东西给他。用他的这种语言，或者是用他的标准衡量这种东西，要符合他们的认识方法，实际上我们一直在做这样的工作，只是有相当的难度，甚至业内部分人觉得这样做是别人在刁难。所以说这样一种现象是属于深层次的一个原因，是两种认识论的一个碰撞。在中医界也好，或者是对中医感兴趣、认同热爱中医的这些人一直为中医说话，一直为中医撑腰。但是更多是采用一种辩论，或者是类似于辩论的方法，这种方法是不是合适，我没办法评价。但是可以有更多的途径来让人们认可中医，首先要让人们了解中医是怎么回事，中医对生命现象是如何解读的，应用的认识论是怎么样的。现在光是北京的中学就已经有这样的读本，2004年的时候，我专门写文章讨论这个问题，不管中医定论为一种医学，还是一种服务，我们必须要有市场，或者说有受众。我们光从学术这个角度推这个事情，可能是不太好的。

接下面的问题是，董老也谈到这个问题，不光是中医学的工作者，还有其他专业的工作者对中国的传统文化本身的理解能力、掌握能力、普及的这种能力，可能是有待提高的，有一个瓶颈在这里。当然，中医是传统文化的代表，中国传统文化也确实是解读中医的一个钥匙。目前，中医确实被赋予了很多的责任，中医的发展对中国文化的振兴具有重要的意义。诚然，同样有另外一个观点认为，可能中医的承载能力是不乐观的，如许嘉璐曾说"中医的命运是由传统文化的命运决定的"。我是中医从业人员，干中医时间不算太短，也不是太长，没有很深的理解，但是我对这个问题有思考：中医学如何能更让人信服，它本源的健康观、疾病观与治疗保健理念和原则是什么，中医在国学中应该是一个怎么样的位置，对中国文化发展的作用如何。作为中医界的人应该跳出中医诊疗的这个纯学术的角度来理解，可能会更好。我们有这个责任也有这个义务去做这样的工作，而这样做，也能更有效地促进中医学术的发展，提高中医防病健身的能力。这个时候我们应该深入经典去学经典、研究经典、读经典，这种经典可能也包括了中医以外的国学。我们光靠现行的教材肯定解决不了提高临床疗效的问题，还有，依靠以前我们构建起来的当代主流的一套中医基础理论体系，这个也是勉为其难的。

这应该是一个非常紧迫的事情。谢谢！

赵中月：还是说经络吧。我补充一个体会。这段时间我们发现四川一个火灸，第一个灸百会穴，叫开天窗，然后走任督二脉下来，一直灸到脚底的涌泉穴，叫通地漏儿。这两个土名词——天窗和地漏儿，本身就很耐人寻味。具体怎么通经我不细说了，但是他在这个过程中必须要灸七心，就是手心、脚心、前后心等，都是围绕着任督二脉在做功夫，目的就是把人体的火气、内在的生命能量给激活和调动起来。这个技艺，非常有文化含量，我们的老祖先实在是高明，现代人太愚蠢，火灸所代表的古代火的文化，全没了，我们在这个上面的觉知程度不如一个农民。很简单的一个道理，凡物经火乃能寿，土烧过后成砖瓦，千年不散，树经火变成炭了，埋在地下有生命力。现代生活这些火的替代物，就养护生命来说，都远远不如火，可以说，中医文化都是和实际生活一体的，必须要回到生活本身来体会和认知，这是中医生命力的所在。

张红林：我说几点。第一，中医理论仍然适用于当代。从生理学来讲，两千年的时间，人的生理没有什么改变，或者有改变，

90％的部分仍然没有改变。另外针灸、经络，全世界都在用，所以中医的理论，仍然适用于当代，这是我经过思考后认定的。

现代人有这么几个改变：一是骨关节痛从扭伤变成劳损；二是随着寿命的延长、医疗保障的提高，人的体质表现为本虚标实，年龄越大，这个特征越突出；三是眼病，就是有电灯以后，人们开始熬夜，另外电脑、电视、电磁辐射，使人类的眼病有一个很大的改变，这是古今中外都没有过的。

第二，中医理论和实践的发展关系，是先从治好病开始，然后再形成理论的。所以中医不是纯理论研究，而是用于指导治病的。当代中医也是，大的成果也是先有疗效，然后再研究它的机理而成功的。

第三，中医的理论是一个局部的真理，不是普适的真理。像伤寒、温病、包括腹针，在本领域里指导治病是一治一个准，但如果将各种理论串联起来就不行了。所以中医理论不是串联使用的，不是普适的真理，混在一起使用，似是而非，时而有效，时而没效。例如腹针，在腹针所谈的领域里，确实有效，但是如果脱离了先天经络学说，在普遍的经络、后天经络范畴里去用腹针，那就有时有效、有时没效。所以中医理论的特点，从发展史上看，它是局部的真理，在它的本领域里是真理，出了它的领域就不是。

第四，为什么现在产生混乱，问题出在中医的内部。中医医生需要具备两个能力，一个是理论思维的能力，一个是把理论实践的能力，实践的能力是更重要的。历朝历代的名医，都是能把理论实践之的医生。比如说"惊则气乱"，就是人受惊吓，气机就乱了。那么怎么治疗呢？古曰："惊者平之"。这个是没有问题的，但是怎么实现惊者平之？金元四大家之一的张子和在《儒门事亲》里记载了这样一个故事：一对住旅店的夫妇正当入睡之际，就是神有点儿散的时候，突然外面火光冲天，喊声四起，强盗来了。女的受惊以后，只要一听到响声，就惊倒在地，昏迷不醒，遍请名医不见效果。把张子和请去治病，张子和就让两个人按住她的手，前面放一个小桌子，乓一敲，病人吓一大跳，张子和说："我以木敲桌，你怕什么？"再击三五次，病人不怕了。又暗中派人敲她身后的窗户，敲一会儿她就不怕了，再让人用棍子敲门，敲一会儿她也不怕了。当天晚上病人睡了一个好觉，以后即使打雷也不害怕了。张子和说这就是惊者平之，使她习以为常。所以当张子和把中医的惊者平之这个原则实现出来以后，他就成了千古流芳的一代名医。所以中医现在缺的是把理论实践之的能力。

第五，中医只落后了几十年，就是指标改变。比如说近视眼，为什么现在近视眼争论这么大？是因为它有指标，它的近期疗效特别好，治疗后视力一查就上去了，但是它的远期疗效不好，过一段时间一查视力又下来了。还有像退烧，你把体温降下来，降血压、降血糖，它现在都有指标了，世界是越来越公平的，只要改变指标就会获得承认，并且获得该问题的话语权。如果我们通过中医技术把现有的指标改变，我想中医是大有前途的，我对未来特别有信心。

第六，目前的问题，一是现在中医陷入纯基础的研究里了。这是一个陷阱，其人力、财力、能力都不够。基础研究是需要大量的钱、大量的人力的，还有就是研究者的能力，他学完中医以后，去研究西医，再去学西医，这个时候他的能力和全世界最顶级的西医比，他还是比不过。所以说我们现在的中医是扬短避长了，这是我们做得特别亏的地方。二是临床医生成才慢，搞科研成才快，所以科研人员抢占了制高点，成为行业的领导者。据我推测，强调科研还将会持续很长时间，因为这批人都是好人，都是热爱中医事业的人，他们也没有什么错误，只有等他们慢慢地退下来以后——但是也很难说，他们的学生会更强调科研，所以这是我特别担心的地方。三是领导层对能治病的中医评价不公正，领导简单地看量化、看指标。四是还有医学领袖的低龄化。医学成才本身是非常缓慢的过程，如果三四十岁就成为医学领袖的话，那么在引领临床方面是一个很值得关注的危险点。

第七，未来中医的价值。是在陷入绝境的时候，中医的价值最大。第一个，香草治百病，当我们跟外界断绝联系以后，如灾难，如战争，我们可以用周围的花草树木来治病。第二个，用针，可以用一次性的针，也可以把普通针蒸煮消毒后反复使用，用缝衣服的针也行，如果没有针的话，我们可以用砭石，实在不行就敲石头，敲出刃儿来，或者刮痧，或者是放血。还有一个是用火，人类与火相伴生，成为医学就是灸法，艾灸和八木灸是中医的一个非常重要的内容。所以，保存中医就是保存中国人民的生存能力，这是提高到国家安全战略上考虑问题，我们现在要居安思危。未来中医的价值还有全民医疗，将来的模式是中医加西医，所以中医的未来是非常光明的。

我就说这么多，谢谢。

杨光： 听了前面各位专家的发言，我很受启发。张南老师刚才讲的，现代社会无限的发展和有限的资源之间的矛盾，中医能较好地解决这个问题，特别是针灸，不需要外界的资源，靠调动病人本身的资源和医生的资源就可以取得很好的疗效。不像西医是采取对抗的方法，它的长处就是抗生素和外科手术，但是这个抗生素发展到现在出现危机了，以后可能就要没有有效对抗微生物的抗生素了。因为"道高一尺，魔高一丈"，细菌、病毒这些病魔也是越来越来厉害，你想消灭它们，它们也是越来越来厉害，会产生耐药性，会不断发生变异，所以北京的医院现在都严格限制抗生素的使用。

针灸呢，恰恰能够发挥出人类自身的优势，利用人类自身的资源。前几年我协助整理国医大师贺普仁的学术思想和临床经验，其中牵扯到气功方面的东西，他提出一个概念叫"医功"，针灸要疗效高必须要有医功。针灸医功，是指针灸医生在操作时所具有的一种特定的良好的精神和体力状态，这种状态通过针体传达到患者体内，能调动患者的经络之气，起到增加针灸疗效的作用，这个在临床上是可以看到的。像贺普仁、薄老师这样的针灸大家，扎针所取的穴位和普通大夫可能一样，但是疗效会有很大的差别。为什么效果不一样？因为贺老从小就练功，八卦掌是贺老的特长，他把这些功夫运用到针灸实践中，所以他针灸的疗效很好，轻轻一扎，不用什么手法，就能取得很好的效果。现在的年轻大夫，反复操作，弄得病人很难受，效果还不好，这里就有一个医功的差别。这个医功实际上就是调动医生的资源，调动医生的潜力。

像我们现代针灸教育的创始人，承淡安先生，他就很有体会。他是跟父亲学的中医针灸。他说他跟父亲扎的针完全一样，处方、手法都是一样的，为什么疗效不如他父亲呢？他就问父亲这是为什么，父亲说他是没有练功的缘故。承淡安开始不相信，因为他年轻的时候受过现代教育，他也是留学日本的，他不相信气功这些东西。后来他抱着试试看的想法，就练功了，练功以后，果然他针灸的疗效提高了。承淡安办了多期针灸培训班，培训班的课程至少有一半以上都是练功。医功这个东西说不清楚，在现代针灸教育里面也没有引进。现在临床上针灸的疗效普遍不是太好，可能跟这个有关系。疗效好的针灸大家，很多都是练过功的，这个医功有的是自觉地练，也有不是自觉练的。

这里面牵扯到说不清的东西，中医里面有很多说不清的，现代科技检测不到，现代医学也解释不来，但不能轻易地否定，其中包括中医的道，可能以后会说清楚。所以传统中医里面有很多宝贵的东西，有待我们发掘。我就简单讲这些。

周达君：我是一个医生，二十多年来一直做这个。我发现一个问题，如果说作为一个西医你是不需要研究哲学问题的，如果作为一个中医，可能在一定阶段，你不得不去研究这个问题。我们刚上小学的时候学数理化，上大学就不学这些了。我们都是理科生出身的，当中医学到一定程度的时候，中医所代表的思维模式和理科生习惯性的思维模式，必然会引起矛盾激化，所以学习哲学是一种被迫的不自觉的一个过程。今天坐在这里，很感谢薄老组织这个会议，感谢院领导把我带过来，接受领导和前辈的指点，并可以讲讲自己对这些问题的想法。我是一个临床医生，因专业所限，我的观点可能就比较着相。接到这个题目之后，我发现这是一个很有意思的题目，任督二脉是中医哲学非常有效的载体。我们先讲天，再讲人，人之后再讲大周天，然后才是小周天，小周天就任督二脉。这个像俄罗斯的套娃，一个大娃娃里头套一个小的，大娃娃和小娃娃的长相是一样的，它们是有区别的，但也是原型再现的。所以说这个题目就是一个"麻雀虽小，五脏俱全"的题目。

讲任督二脉的话，就牵扯到，为什么要打通任督二脉。正常情况下我们无法感受任督二脉的存在，有病的情况下才能够感受到任督二脉的存在。如果一个健康的人，通过练气功，也可以练出任督二脉的感觉，这如何理解？打通任督二脉是建立在一种客观物质基础之上的身体感悟，或者是体悟。对任督二脉的深化理解可以体现中医的特色。首先中医，包括中国文化都是多元的，是多元的体系。实际上我们的中医最早的那一个黄帝，找不到他的。这个反映到任督二脉的问题上，《黄帝内经》是把经络分成十二经脉和奇经八脉两个部分。但是在湖南马王堆发现的《脉经》里记载经脉是十一条，只有十一正经，没有奇经八脉。现在学术界也有一个定论，认为湖南马王堆中医古籍中的这段文字是《灵枢·经脉》篇的祖篇，十二经脉理论就是从那里发展来的，那奇经八脉从哪儿来的？在另外一个地方，在四川，发现了一个木头人，他里头出现了一个督脉，但是没有任脉。这提示经脉的来源是多源的。

我们知道奇经八脉真正确立下来是在《难经》里面，那么又有一个问题，在《难经》里边，我们现在看的任脉是在人体的前正中线，督脉在人体的后正中线。但是在《黄帝内经》里不是这样讲的，

《黄帝内经》里督脉是有两条线，第一条从中间走，穿过身体的正中间，走向最上面。从双目出颅，上至头顶，再向后，沿后正中线再向下走，为第二条线。也就是说在《黄帝内经》里督脉相当于后世《难经》所说的一个冲脉，再加一个督脉。在《黄帝内经》里督脉是一个完整的运行体系。但是在《难经》里，它不是一个完整的体系，必须要有任脉对它有一个支撑，才是一个完整的体系。以任脉为阴，督脉为阳，这就是我们所讲的阴阳，它们在中间穿插形成一组阴阳鱼、一个太极图。

我们再讲腹针，为什么腹针有这么好的疗效？腹针就是太极阴阳鱼中，阴鱼的那个阳眼。为什么它有这么广泛的调节作用，特别对人的神智？因为它体现了中医特有的思维理念，仅仅就这个例证已经告诉我们，中国的医学是多元的，而且这种多元不仅是地域的多元，更多是思维模式和视觉方法的多元。

另外我们的中医是宇宙论与经验的统一。廖育群先生为此专门写出一篇文章。我们在提到马王堆的时候，也就是西汉初年以前，经脉是十一条。为什么是十一条经脉？是不是当时只发现了十一条脉经？廖先生认为，十一条经脉是一种需要，是当时世界观的需要。当时的管理体系有五官六府，这也是世界观的一种需要。他有一篇专门的文章讲这个问题。同样的道理，我们讲十二经脉，它不是五脏六腑，而是六脏六腑。它与我们对脏腑辨证的基本认识也是一个相违背的结果。如果像《黄帝内经》中将十二经脉跟十二个月、十二条河流相关联，更可以清楚地看到，经脉理论更多的是一种思维，是一种世界观，是世界观对当时经验的重新整理与提高。

中医是经验与体悟的统一。回到任督二脉上，一个问题，你能不能看到任督二脉？任脉是能看到的，因为腹针就建立在任脉的实践基础之上。什么地方？下腹部，也就是腹白线。我们可以用视觉的体系理解与认识任脉。督脉可以意识到，它是脊髓的相关神经。在头颅的部分，它看不到的，但却可以摸得到。它和人的颅骨，也就是顶骨的骨缝是承接的。所以你可以摸到这里有一个缝儿，观察多了，也可以看到督脉。因为，我主攻头皮针，对这个现象关注比较多。临床中，我也会问同学，你看到督脉没有呀？你看那个地方的头发，左半边是白的，右半边是黑的，这个分界线就是督脉。所以在特定情况下督脉也是能看到的。任脉、督脉每个人都有，但是我们自己体会不到。那么任脉与督脉的来源是什么？它来源于胚胎发生学。首先，人最初是一个受精卵，一分为二，四分为八，再分就变成一个盘子，然后再变成一个圆，就像一个面饼，然后再把这个面饼折出来变成一个椭圆球体。这个面饼边缘结合的地方就是任脉，而它的生发区就是督脉。问题是正常情况下，人是感受不到任脉与督脉的。前两天一个学生问我，如何理解体悟？我说教你一个办法。我说能不能听到你的心跳？他说听不到。我说找到一个小屋子，没有任何声音，静静地呆在那里，肯定能听到自己的心跳。给一个合适的环境，人们就可以去感受自身的存在。任脉、督脉也是这样，正常情况下，它本身就是通的。为什么我们会有通任督的主观感受？就是在这个时间段，你可以对它有一个清晰的感觉，这就是通任督。当然，这个感觉是要训练的，当你有了清晰的感觉之后，可以提高你对自己人体的调节功能，特别是免疫力的调节功能。

所以说通任督是一个经验与体悟的统一，这也是古人研究中医的重要方法。前一段薄老提到，少波先生和他的女儿说的一句话，说：不怕你不信，就把你不练。这也提示这里有一个躯体的感悟存在。如果回到佛家的观点，可能看得更清楚一点儿。佛教讲人的感官有六个，眼、耳、鼻、舌、身、意。我们学习西医用的就是眼。大家想一想，中医是全都用上了，尤其是身、意。中医中用的这个体悟，就是六根中的身，就是利用自己身体的感受来理解与认识世界。所以，中医对疾病的认识是一个整体的。同样的今天谈到的兽医的问题，跟中医哲学有关系。我印象中是邱茂良老先生，他发现了中兽医的东西。中医有十二经络，中兽医有穴位没经络，因为人不可能去代替马的感觉，人不能去体会狗的感觉，人就是体会人的感觉。这个东西（经络）就是经验、体悟的统一，它经过了哲学的世界观对它进行了一个再创造。这也是我们中国医学，甚至中国文化整体论的特色。我们还知道望梅止渴，它也是一个典型的体悟的例子，想到梅子口水就出来了。意识和身体是可以直接沟通的，所以有意识的实践是不一样的。

很多老先生讲到，中国文化是一个早熟的文化。早熟在哪里？早熟的优点在哪里？早熟的劣势在哪里？不可否认中医是原始的，望、闻、问、切，跟西医的放疗、CT 检查比起来，是非常高明的。

清代时，王清任发现人有两种血液循环系统，一个是充满气的系统，一个是充满血的系统，充满血的是叫做血管，充满气的叫气管。当然，我们知道所谓的血管指的是静脉，所谓的气管指的是动脉。所以，这是一个不成功的假说。根据这个不成功的假说，他设立了一个处方叫补阳还五汤。这个处方现在仍成功地用于脑中风后遗症的治疗。在两千年前，西方的医圣盖伦，同样发现了这个现象，也建立了血管与气管的假说。他所建立的治疗方案最后导致了病人大量死亡，直接促使西方文明进入黑暗的千年。因为，当病人动脉出血的时候，医生会切开静脉放血，以阻止血从静脉流到动脉去，从而直接导致病人的死亡。为什么中医王清任可以从一个不正确的观察点出发，推导出一个有价值的成功的治疗方案？我想是因为我们中医它有成功的理论体系。成功之处是它有一个关于"道"的概念和一个"道"的意识。我想这是中医早熟的优点，但它有一个弱点，即它过分强调对自然规律的依赖。于是，中医缺乏对事物真相的讨论，缺乏价值的回归，缺乏反思的意识，这样也就过分压抑了知识扩展的空间。

李存山： 我对中医外行，但是因为现在讨论的是中医哲学，我还是挺感兴趣的。中医学是和中国的文化一起，在春秋战国时期中国文化轴心时期出现的。在先秦哲学那一块儿，我还是看过一些书的。

那个时候经络的概念就已经提出来了，督脉，《庄子》里面讲："为善无近名，为恶无近刑，缘督以为经"。庄子的意思是，即使你做了好事，你也不要记名，即使做了坏事也不要去办刑罚。他把这个运用到人生方面去，可见当时督脉的重要性。中医的自然观和中国的文化，包括人体的结构，可能还是有一个历史过程，比如说中医里面用的阴阳、五行这个概念，在《黄帝内经》里也有，但是阴阳和五行是什么时候结合起来的，这是个问题。阴阳这个概念和五行这个概念，起源都很早，《尚书》里面也有，西周末期，阴阳这个概念就已经有了。我理解春秋时期阴阳是属于天上的，五行是属于地上的，不是涵盖整个世界万物的。像《道德经》讲阴阳，而说五行生成之术，是汉代的事，《庄子》内、外、杂篇文字很多，但是里面只有一篇是说五行的，五行大家公认那是纵横家的事。

战国中期还没有纳入五行。五行配在四方、四时，中医的理论，还是在战国中后期形成的。我认为现在中医还是被看成是固定的、僵化的东西，应该把它看成一个历史的，振兴中医也有一个理论发展的过程。我个人认为，谈标准，一说是中西医结合，一结合就是用那个强势的标准衡量弱势的标准。我们还是要讲中西医互补，各有各的长处和短处。我们说儒道互补，道家也结合儒家，儒家也结合道家，不可能儒道成一个，还是儒道互补。中医有中医的长处，所以中西医互补。我姐姐前一段时间得了慢阻肺，从西医来讲，那是不可逆的，而且西医就是靠激素，过一段就不管用了，又咳嗽得非常厉害。怀柔那边有一个中西医结合的治疗地方，采用大量中国传统的耳针、针灸，包括洗足浴，各种方法结合在一起治疗，我姐虽然后来再检查的时候，还没达到那种治愈的标准，但住了差不多两个月，确实是有疗效。

你完全用西医试验的可重复性来判定，那只是一个科学的标准，而科学不是万能的，所以中医还是要靠疗效，还是要靠实践。纯粹理论和实践理论不一样，而且中医的生命力，我想还是在于实践，还是要靠治疗的效果。确实有些地方是西医的效果比较高，但是确实有一些病，中医是强过西医的。我老是在反思，罗希文先生退休时间不长，我在医院里见到他，几次看每况愈下，他的糖尿病，还有其他的病，主要还是要靠西医，各有各的长处。中医的这套理论，这么多年来，它的生命力所在，我们现在来探讨，我希望多听一听大家的观点，多学习。

薄智云：李主任讲得非常透彻，我们在做中医的研究过程中，到哲学层面的时候，知识面窄了，所以需要哲学家来帮我们解释清楚。刚才提到几个点，关于标准化，那是西方的强势学科，他们构建了一些标准。我也做了一些标准，是学习了他们的方法，但是不完全照搬他们的一些做法。我们中医标准化并不比西方晚，比如说穴位的标准化，宋代的铜人上的穴位，是那时候考试用的，古代便是"穴有定处"，所以我们几百年以前就有标准。腹针操作规范标准化，已经成为国家标准了。重新按照我们自己学科的特点构建一些流程，这样对我们学科的发展有好处。还有中医药的标准化，这个不是西医能做的，因为中草药给不了它一个标准，到底哪些是优质的产品，哪些是较差的产品，这些我们不能做标准，西方更做不出标准。腹针疗法在国内外传播比较快，这也是因为它的标准化。

返回到主题，从任督二脉谈经络对中国文化的影响，我刚才想说一点，周主任也讲了很多关于任督二脉的东西。细说任督二脉源流，可能是多支点，我只截取它的一个片断，我从《十四经发挥》解读任督二脉。我们不能返回到原点，医学是不断发展、充实、完善的，我们使用它的时候，离我们比较近的是最合理的部分，所以我们截取一个片断。我觉得中医的基础理论应该分为两部分，一个是中医的基础理论，就是《黄帝内经》里面的很多的框架思维。另一个部分是中医的临床理论，我自己就是一个例子，腹针疗法就是一个系统，指导临床的这些理论，完全是我自己构建的。

1999 年我的《腹针疗法》出版时，我已经提出了腹针要与时俱进，这个是受《庄子》的启发，在那本书里我把《庄子》的说法变成现代语言，同时也有创新，人类对客观事物的认识永远是无限的。在哲学层面，我觉得人类的智慧有很多都是可以互相沟通的，但是以什么为主体，我觉得应该很明确。我们采纳了西方的一些方法，站在中医这个角度构建了自己的标准，我们是这样做的。腹针推广十六年了，基本很成功，培养了一千多名国外的医生，这次开国际会议，来了七八个国家的医生。国内推广也是比较成功的，这次会议，大家给我们的评价比较高。刚才提到，一说经络，肯定会提到五脏六腑这些理论，中医学支撑它的背后的这些理论，不应该是我们会议讨论的重点。那些技术层面的东西，我们放到学术专业上、放到医学里面去探讨。我们重点从比较高的层面，怎么样提高大家的认同度，可能效果更好一点。所以我非常赞同董老提的，经络就是一个人体各种生理系统的互联网，这个概念特别新，可能我们这么多年解释不清楚、道不明的经络研究出现的各种现象，他一句话就把这个迷题解开了。

刚才周先生也给中医哲学，给我们中医一个很高的评价，认为不懂中医就无法研究中国哲学。我认为中医是一个活生态，近百年来中国文化断裂了，而中医一直在指导我们的临床实践，所以我们从来不缺疗效，可以引证到很多，治这个病，治那个病，都可以拿出证明，但是支撑它背后的思维模式是什么、对中医哲学的构建和中国哲学的构建有什么现实的意义，我们需要从这个层面思考。如果我们提升到这个高度认识，我相信对于我们中国传统文化会有很大的帮助，对重新构建中国的一些科学思维也会有很大的帮助。我觉得文化应该是多元的，不是单一的，单靠西方的思维模式解释不了我们人类社会将来面临的许多问题。

我们东方文化是饱含哲理的民族文化，在我们中国文化里面，有很多不同的精神。罗希文先生提出的，儒、释、道、医是中国哲学的四大金刚。中国文化中佛学现在的研究不是太多了，小乘、大乘、藏传佛教，有些东西很难复原了，道家学说也是分裂了。由于涉及到意识形态，近六十年来，我国意识形态领域，受西方文化的侵略，自身文化断裂了，国家意识到了问题的存在，重新做了一些工作，但并没有把传统文化原生态的东西保留下来，反倒是中医，恰恰是四大金刚里面留下东西最完整的。所以我希望大家重新回归主题，这样更好一点儿。

李存山：说到互联网，其实经络就是一个有机联系，从中国古代的自然观，从中国人体观，它就是一个系统的整体的思维。要使系统整体地、有机地发生联系，一定要通过循环或者运转，导气应合，导血气，以求长寿。这个在春秋时期就已经有了通过气的流通使它联系，气也是精神。西方认为物质和精神是二元的，中国认为它们是统一的，它一定要通过物质的这种运动，使它们相联系。如果任督二脉作为人体循环各种有机联系的中枢，这应该是中医的根本。

天地造万物，没有一物是相同的，各有各的特点。西方认为，没有两片相同的树叶，这个思想与中国的造化万物没有一物相同的思想有共同性，也各有各的个性。每一个病人都有一般人的共性，也有个人的个性。针对每个病人的个性治病，这个是中医的高明之处。中医里面有些医师治病是通过他的技法。这里举一个例子，像《庄子》里面讲的，有道的知识，有一个削木头的，把木头削得嵌入凹陷正合适，是靠手的劲。我想中医里面高明之处是这样。西医完全是靠电脑制定的，一般的病还可以，要是复杂的病，因为人生活在复杂的社会当中，心理上各有各的不同，这个时候就需要高明的医师。

薄智云：关于"气"简单提一句，针灸治病是调节气机，所以这个无论是在中医还是在针灸里面都是很大的一块儿。我们腹针看病的时候，告诉大家，任何一种病，按顺序去调理气机，一个形，一个神，之间是靠气机来进行调整的。我们每看一种病，必然都有其特殊性，我就不细讲了。刚才讲标准化的时候，我少说一句，处方标准化、操作规范化、辨证条理化。辨证条理化，就是个性化地对他进行处理，这个得益于中药处方，增加什么药以后，药性就变了。就是为个性化设计的，这是中医的标准特点，所以腹针也是根据中医的思维模式构建的。

张超中：我补充一个问题供大家讨论，这个问题就是中国文化的理到底该如何讲？我们以前大多是讲儒道的理，但经过这些年的研究，我感到有一个问题需要澄清，就是中国传统文化经典里的说理系统中，医的成份能够占多少？这个问题一直没有系统梳理。我们在《道德经》《庄子》，包括《韩非子》《淮南子》等著作中都会看到医的影子。我看到有这么一个现象，这些著作中可以讲道，讲气，讲四时，讲阴阳五行，但是要是遇到一个问题的时候，要把这个事情讲明白，有时需要把医理拿出来，用医的理论和现象一比喻，这个理好像就通了。以医说理，这个是不是可以称作中国传统文化说理的一个特点？事实上，中医药的经典和传统文化的其他经典确实不太一样。《黄帝内经》也好，《伤寒论》也好，《难经》也好，包括后来的中医药的系统也好，这套系统是独特的，在别的经典里面，很难找到这么一个系统。

我们看到在《易经》里面提到"生生之谓易"，如何理解这个道理？不进入人本身，这个道理就想不到、讲不透，因为不切近身心，就难以反观、体会，难以对规律进行把握、体验和觉悟。现在在中国文化和中国哲学的研究里面，对这种说理系统本身缺乏深入研究。中国文化的说理系统，近年来基本上是一直按照西方的标准做的，那么，我们能不能通过对中医学的研究，拓展我们对自己的说理系统的提炼和研究？中医这个系统有自己的特点，理论上很高明，实践上也非常有效，并且通过对小病的疗效外推，把这套思维系统推至中国科学和中国文化领域。所以罗希文老师提出儒、释、道、医并列，应当有其道理在。今年7月罗先生去世，我们给他拟的挽联概括了他一辈子的突出贡献。其上联云：译本草，一夫独步，殇其逝也；下联云：弘中医，四藏俱扬，郁乎文哉！四藏包括《儒藏》《大藏经》《中华道藏》和《中华医藏》。其意是说，通过中医这个入口，能够把中国文化的主流连接起来。如果中医有这样一个作用的话，中医本身的说理系统应当有助于中国文化的弘扬。

以前我在研究《黄帝内经》时就觉得它有助于阐释《道德经》，读《道德经》时不甚明白的地方，通过研读《黄帝内经》以后，反而加深了对《道德经》的认识。对别的文化经典，中医能不能起到这个作用？我想下一步可能是需要大家共同讨论一下，到底中医在中国文化里应该怎么讲。

赵中月： 刚才张老师说医理在中国文化，在关于理的思想当中，占多大位置和地位。其实在中国乡土文化当中，老百姓最愿意说的话是认理，办事说个理。认死理儿还是活理儿，死理儿就是古理，僵化的、钻牛角尖儿，而这个活理儿就是灵活的，很多就是该遵循的自然道理，其中就含有生命的养护道理，也可以理解为医理。口语当中这个理，是民间日常生活方式的一种评价标准，你说中国人没有标准，那是从宗教信仰或上帝的角度说，其实在百姓生活传统当中，这个理是非常明显的，起着一种核心价值观的作用。

当然，构成这个理的有哪些因素？医理在其中占多大作用？这确实是很值得研究的一个问题。上次和杨院长谈到中医文化生态，我非常有感觉。从这个角度来看，任何中医，如果他不能拥有自己的一个文化生态，尤其是文化原生态，那这个中医是没有活力的。我们在看待一个中医、评价一个中医、考察一个中医的时候，更应该注重他的文化生态，这是如何看待、如何评价一个中医人的核心问题。

比如对民间中医，我特别反感以往的人，看民间中医，是另外一种眼光去看的，是用强势的他者的眼光去看的。反过来，我们要有文化认同，以一种有情感、有温度的心态去接近他们，去聆听他们，通过他们的眼光，把我们带进一个我们久违的、一个鲜活的世界里去，在那里面找到我们自己的位置，找到我们文化回归的通道，找到文化创新的源泉。

杨志敏：我说一下，从符合中医发展这个路子来说，被污染的自然环境，现在需要改造，让它恢复到原本自然的生态。我们医院在不断吸取各流派的中医思想，因为每个学术思想都有它的源头，这个是最朴实的、最原本的东西。我们这几年一直寻找这样的中医人，每个人都有他的独门绝活，背后都有他的道理在支撑他。这在整个中医，或者整个传统文化里面，可能是一个反映点，我们希望能把不同的观点反映出来，反映出中医生态的一种存在条件。现在国家局立了一个传统知识保护项目，对以中医为代表的传统文化进行传承，这是一个非常好的一个机遇。每个省都去寻访最中医、最传统、传承三代以上的一些技术和方法，然后编成名录，成为国家有自己知识产权的东西。因为国家也意识到，我们再不保护它，再不把它收集起来，可能会被忽略，甚至被丢弃了。只有被重视了，才有被传承下去的条件。现在有很多中医，一些好的方法没有被传承下来。第一个，他觉得不能作为谋生的手段。第二个，没有被认同感，觉得没有价值。国家这种政策和思路，如果向全国铺开的话，应该是有价值的。

赵中月：我们考察了很多民间中医，我不说各具医疗特色，各具文化价值，但是在我脑子里形成什么呢？形成了一幅覆盖全国的中医文化地图，这个不是虚的。每一个民间中医人，都是中国文化的一个原点，在他们身上保留下来很多古中医、古文化的信息，那都是一些根源性的信息。说个民间中医人给我的启发。比如我们说：解放的解字，他们不叫解，发改字音，解开，叫改开，我在东北，东北就说改开，福建长汀和赣南一带也这么叫，四川合江也叫改，粤东也叫改——这个字流变的过程，考证一下很有意思，可以看出民族和文化的迁徙流变的过程。后来了解到，他们说的是唐韵，唐代官话就这么叫，很多发解音的字都叫改，上街，叫上该，等等。就这一个字，后面的文章可以做出一大篇。对此，我还来不及做仔细的案头梳理工作，但是切实感受到，这个由民间中医辐射成的文化地图，里面有更多的宝贝急需打捞整理，这些文化的活化石正在陆续陨灭，不用太长时间就将消失殆尽，那么我们还剩下什么？就剩下那些典籍了，而仅仅依靠典籍，中医的生命力就会大打折扣。

中医文化生态，不夸张地说，可以代表人类社会的一种文明生态。工业文明带来的是什么？现在已经看得很清楚。那么，未来文明是什么样子？中医所代表的文化生态能够在其中发挥什么样的作用？这些，都非常值得关注。希望有识之士在这一块儿投入更多的精力。

董光璧：刚才东田老师和张南老师的讲话我赞成，工业文明是不可持续的，这已是现代人的最基本的认识，人类需要创造一个能够持续发展的新文明。关于未来的这种文明将怎么产生，我们可以从工业文明是怎么产生的找到解答。

工业文明是怎么产生的？英国历史学家威尔斯的《世界史纲》告诉我们，工业文明是游牧和农耕两种文化之间冲突、融合的产物，游牧文化贡献了民主政治基因。游牧民族是意愿共同体，农耕民族是服从共同体。游牧民族的领袖是要追随的，因为跟着他安全；而农耕民族的领袖是要服从的，因为他是天子。

未来文明将怎么产生？未来文明必将在工业文明与农业文明的冲突、融合中产生，农耕文化中保存着可续发展的基因。工商和农耕两种文化之间已经冲突几百年了，在我们中国这片土地上也已有一百五十多年了，在非洲和拉丁美洲比这要长一倍多，但迄今还没有融合出一种新文明。中华文明的意义在于，它是产生未来文明的必要条件。中华文明是农耕文明的典型，中医药是中华文明的重要部分，它作为最活跃的成分延续到今天。

张南：我借着董老的话说，污染要治理了，治理的时候要回到生态，从农耕文明找点儿智慧，所以杨院长说如何从污染中寻找治理污染的路径，就是这个过程。

薄智云：经络是沟通东西方文明的一个桥梁，我觉得这话讲得恰到好处。过去西方人认为科学的标准就是唯一的、眼睛能看到的，但是通过我们针灸走向世界，和西方对话以后，他们认识到还有另类的一种医学，并不需要吃药，也不需要打针，就几根针扎进去，完全可以看作是一门医学。那门科学他们是通过感受以后得到的对它的认同。所以我们经络的研究也是经过这么一条线总结出来的，因为我们构建了这么一个系统，中医也是沿着这么一个思维模式总结出来的，腹针疗法就是这样一种理论体系，经过不断修正形成的一种系统，所以也完全符合我们中国哲学的一个特点，知行合一。

最近这么多年来，在东西方文明碰撞的过程中，也看到了它很多的优点，在构建自己系统的时候，不断吸纳西方的哲学方法。前两三年广东省中医院有老年病的研究，请我去了以后我就讲，未来老年病急剧攀升，怎么样才能使中国的医疗水平提高？必须尽可能地采用非药物疗法，针灸也好，推拿也好，等等有效的方法，只要不是药物的，不给病人带来伤害的，尽可能开发这些，才能给我们人类带来更大的益处，解决我们国家医疗费用增长的问题。

我们过去一直讲"医乱则国乱"，如果把中医的理论、针灸的理念和方法更快地普及，肯定不仅是中国受益，世界都会受益。

第二个，通过在西方的医生学习针灸，有很多医生来我们这边学习，在意大利有个医生已经 80 多岁了，他已经参加两三次的学习班了，去年讲一句话很让人感动，他说："教授你应该把脑血管病班办到意大利"。我说："那样我太辛苦了。"他说："如果你要不来我们意大利办脑血管病班，你就会损失一个很好的学生，因为我年龄太大了，去不了了，已经 80 多岁了。"他在当地是很有名的一个西医。他们对中医的那种理解和热爱，已经不是看好一个病人、多挣一点儿钱了，绝对不是这样。

我已经到意大利连续去十二年了，意大利是西方文明的发源地，文艺复兴是从意大利开始，其中很多理念流传至今，很先进的一些思想方法都与其相关。在跟我们碰撞的过程中，我也学到一些东西，也看到了很多的东西，把我们的方法不断进行修正。术以载道，我感觉他们是希望透过针灸这种技术，了解到我们背后的这种强大的文化支撑、它的道理所在。我一直在讲，先授之以技，先"知其然"，后"知其所以然"。所以到现在先教大家的是"知其然"，他们所希望了解的；同时也是希望我们在座的各位哲学家，帮我们把它说得更清楚的，"知其所以然"。谢谢。

王永洲：我很珍惜这个机会，早上董老讲到经络好像是互联网，这是我学中医搞针灸二十多年来听到的讲得最透的一次道理。我们学过气血经络学说，中医讲循环，不仅是血液循环，气也循环，经也循环。如果按照董老的思路讲的话，我们把免疫、淋巴、血液循环、神经系统等，看成是经络对它们的一个整合的话，似乎开了一点儿。如果我们非要撇开这几个系统的话，估计最终还是抛不开；非要找与众不同的经络的话，我估计最终是落空。因为这个脉，现在号脉的话，它就离不开血管。

今天我特别受益，就是从董老这儿，最清晰化地了解了什么是经络。还有，我从薄老师，从一些大师那儿学了一些技术。我在欧洲行医这么多年，我也有这个自信，因为他们没有超出医学的本质。比如说他们会问你们中医也好，针灸也好，科学不科学，多少年我碰到这个问题。只问一条，有没有效，这个问题呢，已经回答完了！

实际上，我是搞科研出身，我走之前，我在研究所工作了十六年，一直想用西医的理去解释，最后我很失望，所以现在我不碰，原因是这个用西医的道理我解释不通，人家没有说要讲这个理。我把我的道理讲通了，我这个系统，知行合一，我能做，我的理论还能满足、还能做支撑。让我说一点儿让你懂得这个道理的话，我应该从我的理论体系让你明白。如果实在不明白，我就没有办法了。就像我是中国人，你是法国人，我非要学法语，让你懂什么是气，最后你还未必懂这个气，你也还是不同意我的观点。

这么多年来，我是决不碰这个，我需要学习的时候，基因的东西我学，生物医学我也学，分子医学我也学。我学，但是我不用这个东西改造我的体系。我今天跟哲学家、跟董老这样的泰斗对话，我有一种回家的感觉，我觉得特别舒服。我们不是经史子集的教育背景，所以要回归到原点，我说我回不去，因为这个传统门槛太高了。我想让董老，您们给我们一个说理的工具。让我向薄老师学习的话，我会做，我能行；但知的这部分和说理这部分，我希望董老这样的大师，帮我们解决这一方面的困惑。

因为董老有一个观点，就是中国有中国式的哲学，中国也有中国的科学，我希望有了"中国有中国的科学"这个论证方法以后，我们就不需要再去证明中医的科学性和针灸的科学性了，只是需要把有效性拿出来。首先我自己做这个工作的时候，我就特别清楚，我每天只看病，谁想说理，我就给你找一个能说理的人，我这个功底不够了，我看不了这个病了，那么我就向其他大师学习。其实这也是我在法国工作的现状，所以我很清楚，可是我在国内工作的时候，我特别累，我学了中医，学了西医，完了以后搞科研，最后还要考外语，我最后确实很累。

说理的事儿，我还想请教董老，中国文明已经五千年了，不光是伦理的，还有精神的，它是有科学的，那么中国的科学方式是什么？为什么能支撑这个文明走了五千年不断？我就希望能有这样的答案。

老鹰荣：刚才张博士讲的那些话，也正是我想到的，我们说理的对象到底是什么？发展中医要跟世界接轨，要让世界理解我们，但是我们中医要发展，首先要面对的是我们的患者，或者说我们的服务群体。现在我们服务的范围扩大了，除了治病以外，还有保健养生这一块儿，按理说是一个比较重要的事情。你要让他养生，首先得让他理解我们中医养生的理念是什么，什么样的行为、怎么样的一种做法是符合这个生命之道的。之前有很多养生的乱象，很大的一个原因，就是我们的群众没有太多的这种理论基础。他不大愿意，或者说没有太多精力从最基本的这种东西去了解，这种情况，对于我们来说是不利的。我们每一个建议或干预，都是从很具体的应用层面出发，都有一个适用性。这个东西是好东西，它能干什么，或者说某个疗法能治什么病，这个不是由疗法决定的，可能是由患者本身决定的。还有，思维方式、方法论，这是一个通用的东西，这才是同的东西，如果在这个同上获得共识，那么不同的人都能接受。或者说这个医生这样说，那个医生那样说，可能视角不一样，这样的措施只是基本理念的具体应用的问题，不能本末倒置。教学也是如此。我们做中医，有两种层次，一种是医生，一种是医师。

做医师的时候，也许需要这种思维习惯，或者是思维模式的改变，光掌握一种方法是达不到这个效果的。杨光主任刚才讲到，不同的师傅，有的练功就有效果，练功就讲到中医学的气。西医学恰恰没有气，中西医医疗理论体系最大的区别在于承认不承认有气。讲到中医哲学，或者说跟国学之间的关系的时候，我觉得中医现在很大的一个任务要讲名家名学的问题，这种名实的问题非常重要。大多数人连督脉、任脉都不知道是什么，一般的群众、非专业的人就知道它们是一个符号，其实符号有很深的意义，任督二脉里面已经有了阴阳的内涵了，你还要知道它们属于奇经八脉，跟十二正经有什么不一样。要知道，十二正经的命名里面已经含有阴阳五行的理论了，那是最能体现中医基本学术体系内涵的。

我在上一次沙龙里面专门引用孙思邈对穴位名实对应的话："凡诸孔窍，名不徒设，皆有深意"。很多时候我们把这种名给简化掉了，后面的内涵就没有了，这个内涵出自某一个理论体系里面，那么这个体系就不存在了。名不存，实也没有感觉了，就给人越来越奇怪的感觉了。由于这种陌生产生了距离，由于距离产生了两种不同的态度，有的就是质疑，有的感兴趣的人专门去研究，就发现中医学她医术的合理性、科学性，甚至是艺术性都在里面。如果他对中医针灸没兴趣，没兴趣自然就会质疑。所以我有时候觉得，对某种现象的思考，应该以平和的态度去看，它到底是什么原因，这种原因无非是一种现象引起了另外一种现象而已，这种现象它能给我们什么提示，对我们来说能改变什么果，这是我们要进一步思考的问题。

还有，所谓医道，跟一般意义上说的道有无异同，甚至这个气，诸子百家也是讲气，但跟中医不一样，孟子说"养浩然之正气"，这个气跟中医所说的气是不是在内涵上有区别，我们运用起来的时候，应该怎么运用，这些其实也值得思考。

邢东田：我补充两句，我觉得对于现在比较中西文化的问题、中西医的关系问题，我们中医的研究，在很大程度上，这个比喻是这样，我们中国人在世界上活了几千年了，现在必须用西方的理论来证明中国人也是人，我们也是什么科学。这个里头，我不是批评，有这么一点意思。

第二个就是，我觉得文化也好，中医也好，在做比较的时候，最好把道和术两个层次分开。从术的角度来说，中西医个体上不是很一致。但作为道的层次，相对于中医的整体论来说，西医是对抗性的、强调局部的，中医比西医确实不是高一两个层次的问题。要是把术和道放在一起的话，很难说清楚，一般人做医疗肯定是强调术的问题，搞研究的时候可能要把这两个区别开了。

赵中月： 邢老师有一句话说得好，中国文明几千年了，现在居然要经过别人的检验，然后才能获得存在的合法性。这让我想起，当年西班牙殖民者进入美洲大陆之后，进行野蛮地征服与占有，随行的天主教神父后来看不下去了，觉得这种征服对印第安人过于残忍了，应该反思。于是就在罗马教廷开始辩论，辩论印第安人到底是不是人的问题。如果认为他们不是人，而是像动物一样的野蛮人，采取的行为也就无所谓残忍，就不受谴责，就不需要忏悔了；如果认为他们是人，就该另当别论。这场辩论辩了50多年，最后形成结论：印第安人也是人。由此我想起日本侵华，他们把中国人叫做支那猪，即，不是人，因此怎样残暴对待中国人都不受良心谴责。现在中国人是不是人的问题似乎不需要证明了，但中医是不是医学、咱们的科学是不是科学、咱们的文化是不是文化的问题依然存在，依然面临着需要被人家检验或证明的被动局面。

薄智云： 我现在觉得，其实到了西方去，不需要证明中医科学不科学，反而回到中国以后，我们中国很多人，他把这个事情搞不清楚。西方人不需要教育。所以我在欧洲讲学、在美国讲学这么多年，没有人问针灸科学不科学，没有人讲这样的傻问题。他只问你有效没有效，没有人关心科学。到了西方科学是大词了，西医不敢说你的方法科学，我的方法不科学，他不轻易用这个词否定别人。反过头来倒是我们的青年到西方学文化知识还没学好就回中国做了这么一个局，拿着什么所谓的科学乱讲话："这个科学，那个不科学"。这是我们中国人自己，就是中国的一些年轻人思想被改造以后，对自己文化的一种否定。这个系统不是外国人给你构建的，而是我们自己设定的。我们这些在国外的中医医生，大家在每个国家都做得不错，邵晓鸿以前是美国中医协会的会长，金峥是英国中医协会的常务副会长，王教授就在法国教书，是欧洲中医药专家联合会针灸委员会的主任委员。他们在西方国家已经呆了很多年，他们已经做到很高的层面了。他们遇到的针灸科学不科学的问题，大家听听他们对这一方面的解读。

邵晓鸿：因为在西方什么都是立法为先，接受一个事物、一个思想的话，也都是要有理有据的，这是我自己的体会。美国刚开始接受中医的时候，他们也是部分地接受。影响最大的是尼克松访华，随团来的六百多人，对中国的很多方面进行了搜集和验证，同样，针灸作为一个宝物，因为他们亲眼看到了，所以在美国掀起了一个针灸热。作为一个中医人来讲，我们也觉得美国是有缺陷的。因为中医是一个整体医学，是有机的，其实针灸只是一个技术，或者是一个术，我们今天谈是一个术、理的问题。我们在美国应用，应用的还是术。科学不科学，我觉得它不涉及这个问题，他们是看到它的有效性才引用来的，只是说他们接受这个技术的时候，是不是符合美国的法律。

在美国的中医人，通过一代代人的争取，中医针灸逐步立法。比如说我是来自加州的，我们现在全美有三万个执业针灸师，你要行医首先要拿到执照，不管是在美国学的，还是在中国学的，都要经过考试鉴定。我体会美国与欧洲是不同的，欧洲国家门槛比较高，他们学习中医的时候，是有限定的，你首先要成为一个医生，才能再来学习中医，这是他们的一个状况。他们在已经克服了本领域的这些认知，重新来接受你的时候，是有一个层面的。美国因为是自由的国家，不管什么人都可以，门槛比较低，你是学会计的，你是学电脑的，你只要经过我的考试就可以了。因此在美国也带来一些问题，比如说像理的问题的研究，有很多的困难。今天下午我也在说，我们更多是用实践，用疗效证明给他们看。

现在美国的三万针灸师，加州有一万五，所以我们在加州的医生的生存实际上是很困难的，大家相对有竞争，这势必对大家医技的要求就更多。近几年跟薄老师以后，我每年几乎都会有机会回来，我自己想得比较多的问题确实是在医理的问题上。我个人体会，对于我自己的病人，我经常用咱们中医的理论去影响他们。我跟他说，人身都有一个自身的康复和修复能力。其实无论西医还是中医，在我们用到这个技术之前，你怎么样启动你自身的能力是很重要的。但是这个自身的能力很多的时候是由自己的生活习惯决定，还有你对生命的关注的能力。

刚才李主任讲他姐姐的状况，我们当然见得太多了，有时候可能是说不清楚的，是我们的医疗技术，没有问题，但是更多的是说，你传导给他一个如何对待生命的观念和我们中医人对待生命的理论，理告诉他以后，我觉得他自己就会去悟，这样对我们的沟通会有很大的提升。有的病人跟我们开玩笑，说我们好像是在讲心理，是心理医生，其实我不是心理医生，我们更多是运用了老祖宗的东西。《黄帝内经》里讲得更多，比如阴抱阳、阳抱阴，咱们每天看太阳，早晨的太阳跟晚上的太阳一样不一样？大家可能认为每天的日升日落都是一样的。那用我们中医人的理论去看的话，早晨的太阳是一个阴抱阳，这个过程所发出的光是不一样的，为什么早晨锻炼？早晨锻炼的时候，吸收的自然能量不会对身体有伤害。

当时练功的时候，老师告诉你，你要看太阳，我说今天在中国很好，看东方的太阳什么时候都能看到。我们那儿洛杉矶西海岸，西方的西海岸，太阳升起来的时候，我们已经看不到日升的时候了。为了看这个日升，我们去海边看。早晨升起的太阳我就可以直视它，因为它是阴抱阳的状态。这个时候直视它，带来的能量对我身体是好的。但是晚上的太阳是一个阳抱阴的过程，这样的时候，你再看，虽然一样的美丽，但是带来的是不一样的结果，甚至是伤害性的。

这是老祖宗给我们的，所以我说中医的文化是蕴含了很多的积淀的，所以我是学得不够的。即便是已经走入这个行业三十年了，我觉得我每一次回来都是在向大家学习，今天很有幸，能够在这里学习。

金峥：我在英国已经十年了，据我所知，英国的中医发展，它的高潮时期是在 90 年代初期。当时有个广州中医学院的毕业生，叫罗鼎辉，她治疗好了皮肤病，当时都轰动了英国的媒体，然后有一个西医的皮肤病专家给他写了报道。她的诊所实际上很小，现在还存在，就在唐人街里面一间很小的诊室。

我听英国的中医前辈们说，当年她的病人都从诊所排到了街上，90 年代初的时候，英镑还很值钱的，她挂一个号就是 50 英镑，中医就是这样发展起来的。也就是说中医到了海外，就是靠疗效生存，很多他们治不了的病，我们用中医的方法，很轻易地就解决了。解决了这些疾病，他们看了以后，感觉非常神奇。

我觉得中医和西医最主要的区别是我们的思考方式不一样，我们可以借鉴一切西方先进的科技技术，比如说 X 光片、解剖知识，这些我们都会用，也是必修课。但是我们的这种整体观和辨证论治，西方医学就差了。比如我们看膝关节的病，西医只会看到这是骨科的病，如果他一看两个骨头之间的关节间隙没有了，他马上会给你做一个关节置换手术，他觉得很轻易的事情。但是我们中医就不那么想，中医在想，你骨头的病，很可能跟你的胃有关系，我就会查一下你是不是也还有胃病。而且根据我们中医的经络辨证，从病人膝关节是前面疼，还是侧面疼、后面疼，我们就可以找到他的原始病根，我们通过治疗他的原始病根，调整机体内部平衡以后，他的骨科疾病自然就会好了。

所以不懂中医的人总觉得中医很神，我个人觉得如何对待中医和西医，我们应该把西医的先进技术为我们所用，但不能轻易地把我们老祖宗留下来的思想哲学、这种宝贝的东西无偿地推销给西方人，如果他们把我们的这套东西学会了以后，那我们中医还剩下什么呢？针灸谁都会扎，他们也扎，他们还有草药，英国使用草药的历史也是几百年了。但是他们没有我们中医的这套理论，这套理论是最宝贵的，不管他们承认不承认，我们一定要把我们自己的理论完好地保留下来。

张超中：近代以来，中国对世界的贡献比较少。如果要中国对世界的未来发展做出贡献的话，拿什么？从这个角度出发，我认为当代中国对中医药的扶持与促进发展，实际上是中国承担世界责任的一种方式，也是中国对世界未来发展的一种贡献。另外，也应该从全球发展新分工的角度来看待我们的中医药发展问题。费孝通先生提出"美美与共"，中医药是我们的宝贝，应该通过适当的方式让全球共享。

在做调研的时候，我们的观照点可以有不同：是从民族主义的角度出发，还是从全球发展的角度出发，这是两种不同的考虑方式。我们应该从全球利益的角度出发，也就是说需要从中国对全球的贡献度出发全面考虑发展问题。我们国家在中医药的发展问题上，不应该采用单纯利益的立场，应该采用一种公益性的方式。眼前看这种方式是中国吃了大亏，但是过了十年、二十年，甚至半个世纪以后，反过头来再看，我们这样做，能够开拓可持续发展的未来，也就是我们大家的未来。

这涉及到中国发展的定位问题。这种方式看起来未免显得特别天真，有些文化理想主义，但是中国文化的原理就要求我们应该这么做。问题是我们如何做出来？按照我们国家现有的基础条件，做到这一点并不容易。刚才王教授说，在国内做的时候很累，国外做得很轻松。国内的中医从事者，学习的也好，研究的也好，好像每个人都是科研者，科研课题多得不得了，好像全民都在研究，没有自己明确的分工。同样的，我们国家也没有一个整体的战略能够统筹兼顾。原因在于我们对中医药的整个发展形势有误判，没有拿准。

真的拿准以后，我觉得依据我们国家对中医药的扶持力度，应该是很快就见效了。

因此，我觉得国内的中医药发展战略尚需调整，应该是追求大的发展，而不仅仅是一般的发展。这样一来国内外都能发展得很好，否则的话，国内把很多的时间、精力、金钱都浪费掉了，而且浪费的不仅是一代人、两代人的青春、心血，而是我们老祖宗的智慧及其"兼善天下"的根本发展理念。

李存山：关于中医复兴演变的问题，中医是和中国的文化结合在一起的。中医像套把一样，虽然是大宇宙和小宇宙的关系问题，这里有一定的联系，其实各个层之间还有各个层之间的差别，像血气，有传输导气的问题，那么气候是不是也有传输导气的记录？像我们后来说的厄尔尼诺现象，有一点儿关系。但是中国的传输导气，实际上是把人作为一个背景。水是万物之本源，水者，地之血气，如经脉之风流。这个水气像人的经脉一样，血气是人的基本，水是自然界的基本。这个东西毕竟还是遇到了现代的一些挑战，原有的那套背景，有的适用，有的不适用了。中医讲人体，虽然那时候有一个大背景，但是中医讲的阴阳五行，或者是五脏六腑、经脉血气，还得适合人体。这个东西毕竟失去了它整个的一个对宇宙的认识，所以中医这个理论要讲通了，我觉得还是面临着现代的一些挑战，完全搬用原来的东西，也是会遇到一些问题。

薄智云：西方文化进入中国的时候是以医学为载体，基督教进来的时候，带进的是教会医院。我们现在各个省里面比较老的医院，大多数是教会医院。所以它先是通过一些技术，最后进来的是一种文化。再看一下韩国，前些年，《大长今》也是传播文化，被认为是亚洲文明的代表。在美国好几个中药学院都是韩国人办的。七八个学院里面，他们占了70%，都是韩国人办的。中医学院在洛杉矶，通过他们韩医，虽然他们才一万五千人的队伍，但是他们可以影响到世界。

在美国，韩医的力量也是很强的，他们人少，他们就办学校，传播他们韩医的思想。韩医本是来源于中医，他们改造了一下，就成了他们的医学。政府给予强大的支持，韩医出去以后，办一个学校，政府不给钱是做不到那么大规模的。

但是我们海外的一些中医人都是单打独斗。大家带出去的是一种文化，无论从精神上，还是物质上，应该得到更多的支持，因为他们传播的是中国文化。我们国家这些年来从思维方式发生了一些改变，建立一些孔子学院、文化中心，我在韩国的文化中心做讲座，发现在那里面，文化元素不多，教大家写毛笔字、炒炒菜而已，真正文化的东西很少。我讲了一次以后，他们还想请我去第二次，跟我合作的韩方不同意，把途径给你切断了。从文化层面来说，他们想学你的东西，但是你要在他们国家传播的时候，他会给你设置很多的障碍。

这些问题值得我们反思。今天我们中医遇到很多问题，也是和我们传统文化的丢失有关。我不知道通过什么样的方式才能重新回归到我们中国的文化传统中，这是我内心的一种悲哀。

所以最近这几年，我一直在鼓励，一直在吆喝，吸引更多的国人回归到自己文化中。我给国外学员讲，你不学中文，你怎么学好中医呢？每个穴位背后都隐藏着大量的文化信息。我是一个民间中医，让他们现在定义的话，是半民间，我们传承给大家的也是原生态的中医的方法，是稀缺资源。像我这个年龄，全国名老中医我是最小的，绝大多数都超过了80岁、90岁。我就觉得这些原生态的名老中医都是不可再生资源，少一个，对我们中国传统文化就是一个损失。所以我希望能在哲学界的前辈和学者的支持下，把这个中医文化的工作做得更好。

谢谢大家！

中医哲学沙龙第四期

时间：2013 年 1 月 28 日上午

地点：九层台书院会议室

参加者（以发言先后排序）

薄智云：腹针发明人，中国针灸学会腹针专业委员会主任委员，北京薄氏腹针医
　　　　学研究院院长，广东省中医院腹针研究所所长

牟钟鉴：中央民族大学哲学与宗教学系教授、博士生导师、宗教学专业学术带头
　　　　人，国家社会科学基金项目学科评审组专家，中国宗教学会副会长，中
　　　　国孔子基金会副会长，国际儒学联合会理事，中国道教学院研究生导师

郝光明：中国道教协会道教文化研究所

刘云霞：北京中医药大学东直门医院针灸科主任医师、教授、硕士生导师

王殿卿：曾任北京青年政治学院常务副院长、北京青少年研究所所长，现任北京
　　　　东方道德研究所名誉所长，先后兼任北京市哲学社会科学规划教育学科
　　　　组成员、全国教育科学规划领导小组德育学科组副组长、全国高等学校
　　　　德育研究会副秘书长、北京高等学校德育研究会副理事长、国际儒学联
　　　　合会理事、中华孔子学会理事、中华炎黄文化研究会理事等职务

周桂钿：北京师范大学哲学系教授、博士生导师，中华孔子学会副会长、中国哲
　　　　学史学会副会长

张红林：北京中医药大学针灸推拿学院教授

薄智云：我简单地把我们中医沙龙的筹备情况给大家做一个
介绍。

这次议题是我和牟先生、周先生共同提出的话题，大家觉得中
医教育关系重大，当时我就发了几个微博，通过微博征求了一下大
家的意见。一共发了四条微博，转载频率达到三万次。看来大家对
这个事情都比较关心。所以在这个基础上，我们又筹备了这次中医

文化沙龙。

我们把它叫做中医文化沙龙，是因为我们在探究这个问题的时候，不能停留在中医学科的角度，必须从文化的层面来进行剖析。这是当时牟先生、周先生我们三个人的初衷。

在筹备的过程中，我们得到了书院的支持，给我们提供了一个场所，所以前期的这些准备工作都是这边做的。大家看到我准备了一些文本，主要是关于我们沙龙怎么样引发话题，那是以前我搞的几次哲学沙龙，之前做过三次哲学沙龙，但是第三次的还没有印出来。当时也是请了很多人，周先生参加了第三次，就是对中医哲学问题的一些深入的探究。

其实，我们这次主要是想从教育的角度来探讨一下对中医的影响。

因为我是搞中医搞了四十四年，做腹针的研究有四十一年了，我就从我本人的经历来说，从对中医教育、对将来中医发展的影响这个角度来谈。

其实中医是横跨自然科学与社会科学的学科，是我们中国传统文化最具完整性的知识链和中国文化活化石，是民族复兴的原动力。中医因为具有实用性，所以基本上得到了完整的保留。去年我们国家在海南搞了一个中国哲学论坛，我去了以后，听了大家的讲话后我很有感慨，我说了一句很难听的话：如果说中医是半死不活，那么我们中国的哲学是只死不活。中医一直在运用，所以老百姓对它还是有一定的认同度的，而且全世界都在用我们的中医，但是我们中国哲学只是很少的一些人在看它。所以我觉得非常不容乐观。

为什么最近这几年来我一直在推动这件事，就是希望我们国学界的这些学者，帮我们先把中医这条知识链梳理清楚，把中医和我们中国传统文化结合起来。

所以我们说近五十年来，中医药走向世界带来了医学观念的改变，其实充其量也就是四十年。从1972年尼克松访华到现在，也四十年了。从访华以后，中医改变了世界医学界的观念，催生了医学向中华医学的靠拢和理念的转变，然而人才的培养，却由于教育的失误带来了高端人才的匮乏。这和我们文化大革命断代有很大的关系，这是很重要的问题。文化大革命以后，一直到 1977 年才开始招生，这段时间西方医学容易弥补，我们很多人改革开放以后跑到西方去学习，回来以后，把西方的先进技术带回来了，但是中医不是，中医它是一个土生土长的这么一个学科，中间一出现断层以后，就有很长的一个断裂带，全国名老中医中邓老是全国最大的，97 岁了，其实还有比他大的，我是最小的。名老中医中 70% 的人员都集中在 80 岁以上，所以这就是很可怕的。

我们说腹针是目前国内外有一定影响的针灸方法，在传播过程中遇到了许多制约发展的问题，这一现象反映了中医教育的失误，应该引起反思。很多的学生，很多的弟子，我带徒弟三十多个，就像他们多数都是 80 届的，还有 79 届的、77 届的、81 届的，最晚就是 82 届的。我这帮徒弟，其实给他们讲的时候，有的时候都觉得比较吃力，一说到经典，他们大学里面教书的还好一点儿，一般做临床的有的时候就是他们的短板了，就是古代汉语的解读能力比较差，传承的过程中要费很大的劲儿才能转换成现在的语言，很多的信号就丢失掉了。古汉语还存有自身的本意，到了我这里就变成我意了，从我的角度去把理解告诉大家，有可能我告诉大家有的地方是对的，有的地方是错的，所以这样的话传承的过程中会有很大的障碍。

所以我们说古汉语是学习中医的工具，强化英语教育而使古文阅读能力缺位，这是本末倒置的，并且是制约学科发展的。古汉语是解读我们中医的工具，工具没了，就不能和古代的贤者对话了，我们接触中医的时候，就会受到很大的阻碍。

中医教育、人文教育的缺失，这点也是致命的，我们先把语言这个问题提出来。

我从以上三个方面论证现行教育对中医事业的摧残。我认为民族振兴，首先是中医要振兴，因为只有中医才能够完整地表达中国文化的基本精神与核心要素，中医也是未来中华民族振兴与国家长治久安的原动力。我们总理都说要讲真话，不能讲假话，我们中医只能讲真话。你欺骗病人，病人找你麻烦，你就得有一是一，有二是二。所以我们中国传统文化的底限是什么？诚信，这就是我们做中医的一个基本底限。最高限是仁，医乃仁术，有德者居之，而且应该是仁心仁术。所以它基本上完整地表达了中国文化的基本精神。所以我觉得从中医这个角度切入的话，对我们传统文化的复原有好处。

所以我们从这三个方面给大家做一个汇报。

腹针疗法是从 1972 年开始研究的，发明完善在 1992 年，所以腹针在针灸界是较晚发明的方法，它具有较强的时代特征，尤其是针对我们现代的常见病、多发病。脑血管病也是急剧攀升，在那个年代里研究的病种肯定是这类的病人最多，我们搞临床研究有一个特点，常见病、多发病的病人来源比较丰富，所以我们才能解构它。由于腹针它克服了传统针灸的一些弱点，所以受到了普遍的欢迎。针灸很好，但是一说扎针就吓跑了，针还没拿出来，病人就跑掉了，但是腹针把这个问题解决了，所以在国内外推广起来比较容易。

在 1994 年的时候，我在山西省针灸研究所成立了腹针研究室；1995 年我到新疆军区总医院成立了腹针脑病康复中心；1996 年又到北京进行推广。从 1999 年开始出国讲学，前后大概走了十多个国家。最近这些年先后培养了国内外的医生将近一万人。

去年年底，他们给我们做了一个文献整理，涉及腹针发表了论文 1298 篇，报道的病种有 125 种，成为中医药走向世界影响较大的疗法，但同时也引发了我的反思。

所以腹针的传播引发了一些思考，医学是一门既古老又非常现代的学科，是人类科学中的终极科学，无论科学发展到什么时代，科学是为人服务的，如果生命都不存在，你再发展有什么意义呢？从 21 世纪开始，科学向生命科学转化，吃喝这些条件满足了，重点自然就转到生命科学的研究，而且它是永远无法满足时代需求的幼稚科学。尽管计算机很发达，可以把卫星送到天上，可以跑到火星上去观察，但是人是怎么回事现在仍说不清。所以说它是很幼稚的一门科学，成熟度不高，完善还需要很漫长的路。

中国的古人强调，医乱则国乱，这不仅说明医学对国家稳定发展的重要性，也说明了安定的重要性。

大家都知道，我们一直强调医改，这是一个令政府头疼的事，也是老百姓最关心的事，前几年提出来医政新方案。

中医是拥有自主知识产权的知识系统，最近这些年在我们国家，我们经济发展得很快，但是真正拥有自主知识产权的行业并不多，所以人们一直在开玩笑，说犹太民族有脑子没身子，中华民族有身子没脑子，中国人和近代科学基本无缘，和你什么关系都没有，近代的科技发展和你没有一点儿关系。

其实我觉得我们应该翻身了，在生命科学这个领域里面，我们肯定能为世界、为人类社会做一个巨大的贡献，但是前提是我们必须把自己的学科做好。

所以中国构建了中医，西医与中医结合，是目前世界上最好的未来医学模型，但是中医系统的完善与否不仅影响中医，而且也影响相关的中西医结合的系统构建。医学教育是医学人才产生的重要途径，由于目前的中医教育带来了巨大的人才流失与匮乏，制约了中国医学的发展，因此必须反思。

我在欧洲讲学的时候发现，西方的西医学习的精神有一个特点，我们举个最简单的例子，大家都知道第二次文艺复兴，其实在我们人类史上有两次文艺复兴，第一次是意大利人掀起的古罗马的文学革命，第二次是日耳曼人掀起的古希腊哲学革命，其实我们现在面临着第三次文艺复兴，就是东方的文艺复兴。

所以意大利是西方文明的发源地，但意大利是医学领域最保守的国家，它不承认中国的学历，只有获得欧盟医学院的文凭才能行医。我仅仅在意大利一个国家就连续讲学十二年，培养了该国西医四百余人。

其实我从他们国家的医学模型里可以看得出来，我们中医在疼痛性疾病、神经系统疾病和精神性疾病方面有明显的优势，因此他们学习非常认真，他们知道这是他们的短板，他发现问题要想办法补起来，和我们中国有太多的不同。我们中国现在缺乏了一种科学的态度，你没有了科学的态度，怎么能产生科学的精神呢？我觉得它们是紧密相关的。

合作的帕拉切索医学研究所所长的侄子由于车祸引起左臂尺桡神经损伤，上臂抬举与肘关节弯曲功能丧失两年。他们知道西医是永远不可能让他恢复的，但是我们就把这个事给他解决了，我们给他修复了。而且我到罗马的医学院给他们进行腹针疗法疼痛专题报告讲座，前面是罗马大学的两个教授讲，我是第三个去讲，但是我讲的时间比他们的还要长，然后还留了点儿时间做现场演示。

通过这些看，西方在治疗疼痛的领域里面，基本上是没有办法的，所以他们求助于针灸，为什么针灸在西方有很大的市场，这是一个非常关键的问题。

还有神经系统疾病，帕金森病，原来举起手来抖得不行，治疗三次以后基本上不颤抖。还有脑血管病他们也看到了，他们一看腹针治疗脑血管病效果那么好，于是在2005年来了十七个意大利的医生，在这里学了一周。人家学习比我们中国人认真得多，上午上临床没时间，把他们分成几个组实习，下午给他们讲课，他们最后给我们的评价是，让我们跟他们学（指临床带教医生），他们的水平还不如我们，人家对我们中国医生的水平就是这样的一个评价，很直白。

忧郁症大家都知道，忧郁症是多年以前在欧洲排第二位的高发病，它有极高的自杀率且治疗无法。在多年的讲学中，我发现了其中的一些规律，并能在短时间内让患者缓解。我到欧洲讲学，他们想和我合作，他说他们投多少钱，也要求我们投多少钱，大家共同合作，我觉得不合理，不干，我已经都研究完了，凭什么我和你合作。

在慢性病、老年病急剧攀升的医学模式转变期，西医感到迷茫，但却可以为中医的发展带来大好的契机。我先后到了十多个国家，他们都成立了本国中医学院进行针灸人才本土化的培训，形成了新生补充与替代西方医学的产业。我们中国自己没有这个概念，把自己几千年的文化积淀免费送给别人，当西方文化进来之后，你是要付出代价的，所以这是我们行业存在的问题。

中医在自己的本土缺乏最基本的知识产权保护，人才大量流失。有一帮徒弟 1985 年大学毕业以后都跑到欧洲、美国去了，到那边为外国人服务去了，什么原因造成的？就是我们自己这方面没有做好，成了西方的免费午餐。国外西医是完全抛弃自己的知识系统，进入中医理论体系认真学习中医的，而比国内的医生学习更认真、投入。

所以腹针是一个较为完整的系统，从数以万计的中医再教育的过程中，从国内到国外，从乡村医生到大学教授，整体、全面折射出中医的理论。

我们中医院校的教育模式是依托西方学院教育的模式构建的，没有根据自身规律的进行改造，所以导致了失败。导致了重技轻理的普遍现象。

其实我在 1992 年已经完成了从标准化到操作规范化、辨证条理化的研究。这使腹针在术的层面得到了很快的传播，但学院教育基础的不足带来了深入学习的困难。更深层次的这些东西，你想传给大家的时候，就出现了障碍。

由于错误的导向，针灸的研究长期陷于认证的误区，在针灸已经走向世界的今天，依然把大量的资金与精力投资于毫无价值的证明中医原理给别人看的领域。所以大家就是这边刚读硕士，那边就想博士，培养创新性人才，中医的创新性人才和西方医学不一样，西方医学就进实验室了，但是中医不行，你没有这种知识的积淀怎么可能去做？因为它和西方医学就是截然不同的两种类型。

所以我们说古汉语和英语的学习本末倒置带来的灾难，医学源于文化，把外语强化教育凌驾于自己的母语之上，是一种奴化教育的行为。缺乏古汉语的教育是在拔中医的根，使人们对自身理论体系的理解造成障碍。

清除解读古汉语的能力，使精神层面被转基因，侵蚀人们的灵魂，进而把人们驯化成用西方思维解读中医的黄皮洋人，最后可能就是这么个结果。我们现在的小孩，从几岁开始，从幼儿园开始，英语就是第二语言，逼着孩子从两三岁就开始背单词。在第二次世界大战的时候，日本人占领了朝鲜，就是消灭你的语言、你的文化，他们占东三省以后又日语教学。我父亲就是受的日语教育，几十年了他都忘不了，那时候读书的时候就是学的这个语言。其实这是一种奴化教育，但是我就不知道我们国家管教育的这些领导是怎么想的，全民皆兵学英语，是不是觉得英语符号优于我们方块字呢？

所以大学教育和硕士教育应以培养临床医生为主，90%学中医的人没有机会用英语，也许这个比例还要高，古汉语应该加强！学外语不反对，可以作为选修课，根据自己的理想定目标，这是我们的建议。

其实1999年我在《腹针疗法》这本书里就提到，我们医学是与时俱进的学科，中医必须不断地满足时代需求，不断进步。你说你擅长治疗天花，现在天花有吗？你临床医生看什么病？什么病人多你就得看什么病，所以它就是个与时俱进。不客气地讲，我书里提与时俱进，比江泽民提与时俱进还要早，这也不是我想到的，是《庄子》给我们的启发。我们中医的进步要从两个方面着手，一个是从临床医学中寻找问题，另一个是从经典中找思路和方法。从临床西医里看到它的优势和与中医的不同，解读经典的能力薄弱的时候，我们的学科发展就困难了，你能不能把古人的思路和方法运用到临床中间去？

我和牟先生、周先生我们三个人聊天，我们都是先学的俄语，我是后面自学英语，但是背了好多年，一句都没有用。开始背单词，那时候背医学英语单词，背了很多年，到现在一共会的单词就30个，但是也够用了。你去了不同的国家需要的是不同的语言，英语能办什么事？我到意大利，为了给我遮丑，他们说我讲的是英语，人家就会意大利语，到了法国是法语，到了韩国是韩语，我们中国反而颠倒了，这就是悲哀。

其实我们三个人都有出国教学的经历，周先生到了日本讲学还是用中文吧？牟先生也是，出去也不是用英文讲学，都是用汉语讲学。张教授也到过西班牙，你会西班牙语吗？你会法语吗？你说我们学了，天天背单词，那么多年，根本就没用。当时我在希腊讲学的时候，我感觉到治疗疾病的能力比语言能力更重要。有人的地方就有中国人，根本就不缺翻译，他找你来看病，随时可以从当地找一个中国人替他做翻译，就简单把他的症状描述清楚就行了。

所以我到希腊讲学的时候我讲中文，有一个翻译给我翻译成英语，又翻译成希腊语，讲了一个小时以后大家造反了，听不懂，不知道说什么。后来转换一下，我讲中文，翻译给我译成意大利语，然后再从意大利语转成希腊语，大家都听明白了。所以英语有时候还不成。

所以我们说有些在海外从事中医的医生，从海外中医发展的角度提出大学应该学习外语的问题是有道理的，但是在海外从业的中医仅占5%左右，我们大学的教育首先要考虑大多数，所以学习汉语是必需的，学习外语是必要的，外语作为选修课就够了。作为交流，意大利的医生先学古汉语再学中医，你拿我的东西，还要我学好语言再教你，这没道理。我的徒弟也有美国人，他先学语言，在中医药大学再学，最后他语言没有障碍了，他跟我再学，就学得非常好，在这边待了十七年，去年年底才回去。

用所在国的语言沟通是基础，从传播的角度出发，中医的外语教育应该是多选修的，比如说西班牙语、法语、英语范围很有限，其实我们觉得一般在大学教育里面，有点儿基础就可以了，需要什么在国外的环境里很短的时间就可以得到强化。

举个简单的例子，我们的商人跑到外面去，他什么都不懂，连一个礼拜都不用他就能跑到街上摆地摊，他得活，一天记上十个单词够了，一个礼拜五十个单词，基本常用就够用了，先做起生意来，慢慢讲，很短时间就扩展了。我们国家没有那个语言环境，我们被逼着背单词，这个教育是有问题的。

我觉得需要建立各种语言的中医语言标准化，否则不同的翻译会给大家不同的解释。我们三个翻译，其中两个在中国是针灸医生并获得意大利西医的资格从事针灸临床，第三位是在中医诊所从事翻译多年的职业翻译，同一个中医的名词有三个不同的单词。我们该做的没做好，不该做的瞎投入精力。

只有建立在不同语种中医名词翻译标准化基础上的中医知识传播才是有意义的，否则对中医的传播都会有影响。

古汉语的应用有几个方面，第一，学以致用。古汉语是中医的理论基石，学以致用，学以活用。在微博上有一个研究动态逻辑结构的医生认为，长期的古籍中浸泡才可以把古汉语学好。我们自己的语言都学不好，学国外的语言有什么意思。

这个演讲的文本当时我写完了以后已经是早上 5 点了，我要到广东去开会出差，所以临走以前我把这个文稿发到法国，昨天晚上快 1 点了他才修完了发回来。他也是很不错的一个教授，水平很高的，他说在国外讲学，常常引《黄帝内经》《道德经》《甲乙经》原文来给学生解释，当他讲到这些书都有两千年的历史时，学生们都非常吃惊。因为，他们能读懂莎士比亚的作品已经不简单了。

古汉语是工具，有了工具才能解读我们的哲学，从中间汲取营养。临床研究的推动和与时俱进，更需要参悟古今的名家思想，它离不开古汉语。所以就像微博上的医生说的：关于中医的传承，不仅仅是技术方法的传承，更重要是思想方法的传承。所以现在中医的教育缺失了对古汉语的要求，引经据典都听不懂。

英语的教育使中医的发展异变，它像一个过滤器，把握着许多中医人的命运，许多的优秀人才被英语考试拒之门外。其实很多人确实是个苗子，但是英语过不了关，你就进不来。所以有许多的临床医生水平很高，但是英语的水平较差，没有办法晋升。我们北京也有例子，袁主任，老太太比我搞针灸还早，她是1966年，我是1969年，但是他们那时候英语不行，没有晋升职称，她就到这个位置，其实她的水平比教授还高，这种情况太普遍了。而英语水平较高、临床水平较低的医生，可以享受高级别的职称与工资待遇，这是非常不合理的。

几位从事国学研究的先生也深有同感，很多在国学领域非常有前途的苗子，但由于不愿意浪费太多的时间、投入更多的精力到英语考试中，反而被英语考试给过滤掉了，这就造成了我们人才的匮乏和教育的失败。

所以我们中医教学中强化英语教育的制度是让人不可理解的事，外国的语言对中医事业和培养中医医生的意义何在？为什么把外语作为中医临床水平的标准？这样离本体的文化渊源越来越远，使我们中华民族的文明成为西方文化的附庸，成摆设了。

中医教育的目的不准确或不清晰，使我们教育的导向偏离。

教育首先是培养合格的医生，为了达到这个目标我们应该把需要的知识充分进行排序，在这个基础上我们再总结，构建它的教育内容。现在中医对西医相关知识的了解是必需的，掌握一些技能也是必要的，我们也不要说学点儿西医不对，但是毕生考核与中医不相干的英语是低级错误。

另一个微博里面有一个人提到，多少年了，中医院校视英语教育的程度超过专业课，医古文却可以非中医等专业不必修甚至无选修。教育部规定中医专业的考英语，主要的责任在于不合理的导向。刚开始我们批评说大学培养不出人，培养出来的是中医事业的掘墓人，但是这和大学没关系，责任不在大学，他们做不了主，课程设置是教育部定的，根刨到那儿了，在教育体制上。

中医是建立在中国传统文化基础上的科学，古汉语是解读中医的工具，所以必须强化汉语教育，而英语在大学阶段里的培养，对培养临床医生没有太大的意义，建议把英语设立为选修课，或者设置专业必修也可以。

一个法国的教授提出来，目前我们中医的教育体制越来越茫然，中医的内容越来越浅，越来越空，缺乏中国文化的基础，内容支离破碎，建立不起中国传统思维模式，中医教育顶层设计出了问题。所以你要是不进行彻底地修正，就培养不出合格的人才。我觉得人家提得都是很有道理的。所以我们说中医是构建在国学和中国人文基础上的自然科学，以古汉语为基础，才能回归文化的原点，带动传统文化的复兴和民族的振兴。

我们最后做一个小结：中医英语强化教育带来的恶果是，把西医误以为科学与医生的唯一标准，忽略了其他真理的存在，遮住了自己的视野，使自主创新能力下降。

几十年来，几十所中医院校培养不出几位大师，这是教育史上的荒诞，我们希望相关的领导过问一下。中医是打开中国文化的钥匙，古汉语是解读中医的工具，在中医教育中强化英语教育是对中医教育的抽筋流血，使中医成为无源之水。谢谢大家！

我们是不是先休息几分钟？这里面关于取消中医英语强化教育、加强古汉语话题的引出，是与牟钟鉴先生、周桂钿先生聚谈的过程中，发现国学界普遍存在英语强化教育使学科发展受极大影响这一共性特点后，发起的这一讨论，在此致谢。

牟钟鉴：王殿卿是一个教育专家，几十年来在大、中、小学来推动中华传统美德的教育，取得了很出色的成果。在教育方面存在的问题、应该怎么改革，这方面他近年来出了很多的书。

周先生是北京师范大学的教授，我们是几十年的朋友，他也常年做中国哲学的研究，对儒学有着很深的理解，也有很多的思考。

郝光明是北京大学哲学系毕业的研究生，一直在研究道教文化，现在在中国道协道教文化研究所工作。

我们今天有事缺席的张继禹副会长，是我们中国道教界的领袖，是张天师的后裔，江西人。他对中国文化很有思考，他本身又是全国人大常委，马上就要开两会了，我们就是想在两会之前出一个比较鲜明、有论证的文件，请张会长带到会上，找一些朋友，找一些代表一起来推动，在这方面他表示非常支持。

我们小郝以前做过技术方面，怎么做符合人大常委会的要求，他都懂，所以今天郝光明是作为张会长的代表来，我想是不是请郝光明对张会长之前有什么交代，代表说一下。

郝光明：我简单说一下。他看了沙龙主题文稿，特别感兴趣，之前会长在 2008 年和 2009 年，前前后后提过六个中医的议案。《光明日报》等等很多家报社都为这个事情做过专访。关于外语考试的提案，之前会长也做了很多的调研，也拜访过在北京的老前辈，大家都沟通过。确实中医界里把外语作为一个必修课，考试中必考，而且一票否决制，中医界的明白人对它也是非常的头疼，非常厌恶，这是中医人才培养的害群之马了。

像薄大夫这样的一批老前辈们对这个问题看得很明白，认为学中医的就应该是学古汉语，但是年轻的大夫们想法不一样，我不知道是什么原因，可能西化过度了，对以前的圣贤人的思想也不太了解。

但是老一辈人的想法是一致的，就是一定要保住中医的智慧。张会长前后两年都提过中医的议案，卫生部给我们会长有一个回复，说中医医生和民族医医生在职称晋升考试中，外语已经免考了，不知道有没有？

薄智云：没有。

郝光明：人事部已经出台了文件，规定中医药、民族医药人员职称晋升考试可以免考英语。

薄智云：没有。

刘云霞：每年4月份职称外语考试，那个外语照样报，这是全国统一的。

郝光明：这个事情很重要，张会长是牟老师的学生，牟老师和会长也有很深入的沟通，外语考试限制了中医人才，对于对中国文化有志的年轻学子都是一个很大的限制，张会长也是深有体会。对中国文化有志的年轻人，他肯定愿意在古籍中做工夫。外语花点儿时间，用点儿工夫，谁学不好？听听外语电影，看点儿外语小说，很容易，有什么难的？语言的学习就是这样。古汉语花时间学好了，外语你不花时间就学不好，这到底是个时间和精力的分配问题。真正有志于传统文化的人，不愿意把太多的时间和精力分配到外语学习上。所以外语考试不仅仅是中医的问题，也是传统文化传承的问题。如果说我们大家通过努力，对中医的外语限制能够放宽的话也可以推动其他学科的前进。

这个事情会长特别愿意协助牟老师和薄老师一起来做。

刘云霞：去年之前有几年，职称外语考试有一个年龄限制，50岁以上的可以不考英语，考医古文，但是50岁以下的必须考英语。

50 岁以上仍然没有晋升的很少了，大部分人还是卡在这个线内，所以外语考试还是必须的。

牟钟鉴： 50 岁以下的更重要。小郝，你是代表会长来说几句，你个人的想法下次再说。

我想这样，下面我们请王先生说几句。

王殿卿： 薄先生已经介绍了，我看了您的材料很受教育，刚才您说的那些意见我都非常赞成，我很有同感，比如您刚才说日本占领了中国以后让中国人学日语，我就学过。我是 1936 年出生的，上小学就是学日语，不能说中国话，这叫殖民地的教育，让你的文化基因都不能得到传承，这不就变成亡国奴了。这一百多年来，是不是可以这样说，中国文化的命运、自己文化的历史命运大家都知道，中医的命运跟这个是密切相关的，甚至中医的命运是中华民族的历史命运更典型的写照，得到了西方文化强势的冲击。这是一点，中医的历史命运跟近代中华文化的历史命运是同步的，是同命相连的。

20 年代、30 年代的一批学者，为中华文化而奋斗，不希望全盘西化。那时我们认为他们是落后的，是保守的，是倒退的，是不接受西方思想的，他们作为守旧的人被批评，这一点是不是应该从历史的角度来看？今天我们中医能够走出去，也跟中国的形势发生了很大的变化有关，中国已经不是弱国了。中医的命运跟国家的历史和命运，跟国家的地位和国家的强弱是有关联的。回忆一下历史还是对我们有所帮助的，可以让我们把这个问题看得更清楚一些，而且也应该从历史的角度看待中医的复兴和中华文化复兴的关系。

第二点，这一百年来中华文化的命运和中国教育的发展过程是一脉相承的，中国教育不断西化，因为教育不需读经了，所以取消了书院，取消了私塾，完全变成学堂了。全民学俄语，但是一点儿用都没有，历史证明全民学俄语是极大的错误，这是民族文化的误导，这些历史可以证明。

当然我们建国以后全盘苏联的教育，改革开放以后引进美国的教育，我们现在很多的精英都来自于美国，他们接受的是西方的教育，当然不是否定，但这是事实。我们从小学到中学，所有的教育模式、课程，从 2001 年新课程改革，整个体系都是美国的，都是从美国回来的几个博士运作、设计的，给教育部长推行。多少人反对也顶不住，现在又开始反思。课程改革最重要的就是去中国化，中国历史都不要系统讲了。

我想我们中医的教育跟中国教育的发展是一致的，整个教育的西化是文化的全盘西化最根本所在。文化兴亡教育有关，如果教育没有自己文化的主体，文化的基因不通过教育一代代往下传，我们学生在学校里看不到自己的经典，看不到自己的文化，甚至用西方的语言取代了母语，那就是彻底的后殖民地教育，我们现在还没有走出殖民地、后殖民地教育的思维。不管自觉和不自觉的，还没有意识到自己教育的危险性，对民族人文素质、对文化的摧残。

从十五大到现在已经不断地讲要复兴中国，这是一种文化自觉，但是在教育上还需要落实，用很大的力气落实。面向世界，中国必须所有人都用英语，其实现在三亿人学英语，有用吗？跟美国人打交道，一听说三亿他们很害怕，一个对一个还富余。他们花了那么多的精力，把这些精力用在这里，没用在自己的母语上，从字词、文化上都没有，这将来是很大的损失，这要扭转过来是非常费劲的。

教育已经习惯了这一百年来认为西方的教育是先进的，把自己的东西全都取代了，抹煞了，贬低了，边缘化了，把自己教育的主体性失去了，这并没有解决教育的问题。几年前人大代表、政协委员都往上提过，教育部回答得都是不错的。我们现在已经开始有了，从知识的角度、从课程课时占有多少时间，有多少国学，跟过去比已经非常满足了，可是这跟我们的看法完全不一样。

中国的教育有没有中国文化的主体性，有没有自己的语言、自己的文化、自己的经典、自己的哲学，真正的意义在于教育要一代代传过去，这个功能并没有，五千年的文明大国，自己中国的教育传统丢掉了。现在我们并没有自己的特色教育，所有的教育是美国教育，大学校长大批大批到美国去学他们，能行吗？现在中、小学的教育局长也被派到美国去学。

但是我想这件事情还要推动，因为你是中医教育，有一个概念要解决，临床的医生 95％ 以上是英语教育，中医是中国的，是为中国人服务的，我们中医是立足于中国的，立足于十三亿人口的。十三亿人口的健康、十三亿人的生命的幸福生活，我是立足于这个，所以必须用中文。

我们的官员考英语，不考英语升不了官，我见到的都是中国人，一年也见不着一个外国人，我学英语干什么？中医是为中国人服务的，长远离不开它。我们把中国人治好，中国社会的发展需要中国人，你不能把自己几千年的东西扔掉。

再有就是对英语的教育，学了英语就没有时间学中国自己的语言，这是一条。还有一条，用英语作为衡量人才的标准，这条把人卡住了，让你所有学中医的心里都胆战心惊。这条要写得非常清楚，因为太重要了。针灸骨伤医院、针灸骨伤学院，现在都变成中医药大学了，这个我不太清楚。虽然合并了，但是我接触的那一代人对中医针灸、对骨伤那完全不一样，因为我接触得太多了，我有病都到那儿去看，12 块钱一副药，什么病都治，非常好。

我的母亲 92 岁的时候把胳膊摔断了，当地的骨科接了多少次，打了夹板又掉了。我弟弟说，活了 90 多岁断了就断了，你要非弄，弄个不锈钢的行吗？我找我隔壁骨伤学院的双桥老太太的徒弟，他说我给你看看。到那怎么办呢？纸箱子剪了很多条，一条一条小夹板，蘸了水，接好了以后一贴，石膏一打，纸箱膨胀就固定住了，两个礼拜固定好了，又活了四年。那个大夫在那儿就评不上职称，全国各地都找他接骨。他没职称，他能给我解决问题，博士给我接不上，我相信谁？其实很简单的道理，他就是用夹板。

学英语，把人都卡死了，使我们中医人才不可能全力以赴地培养出来。

第三，用西方的思维模式、西方文化的主体性，一切用西方的标准来衡量我们的学术，说中医是伪科学，用西方的标准评价你中医就是不合格，就不是科学，英语的背后是个文化，是一种思维。这个还是有待强化，改变这种思维，具体来说是很难解决的。

再一个，我们当前跟骨伤学院一开始的时候就策划，那时候老舍的一个儿子成立了一个中国书院，他们跟我联系，看能不能办预科，从小学就开始读古文，小学毕业以后从初中到高中都在预科，就是为攻针灸，将来能读懂古医书、古文字，还有医德，这样从小培养，从娃娃抓起，一步一步有了预科，这样针灸就能有一批好苗子，不需要通过大学考试，只要预科出来以后就直上。

我在人大附中上高中的时候，北京师范学院在那儿设立了一个预科班，从十个班里拔出一批，上预科班，以后直接上医大。

外语、西方的文化思维，束缚和限制了我们中医的人才，阻碍学习古汉语的是英语，法国那些国家也不是把英语作为主修的。把一门外国的语言作为一个国家的必修课，是这个国家的耻辱。你可以学，但没必要所有的人都学英语，这个不改，民族文化的振兴如何谈？文化的根基都断了，这方面问题，这几年香港中文大学的院长几次提出，香港人大代表每次都提。

牟钟鉴：我给你增加一点儿信息，现在有新领导上来，新作风，新措施，新气象，这一点大家信心比以前足了。现在过节的时候，大的聚会、公款吃喝被大力地限制了，这个气象已经逐渐有了，大家的信心也更足了一点儿。

王殿卿：另外能不能有点儿建设性的，例如选修课要学外语是多元的，积极的建议要有几条，特别是中医教育。中医的教育有它特殊的培养，不这样的话就不能挽救。从幼儿园到中医高等教育，一条龙特殊的教育，特殊的政策，不是不学外语，是先把自己的文字学好，要不然本末倒置。这是一个建议。

还有一个，是不是可以让中医药大学自主招生，现在都自主招生了，我就招那些技术非常好、古汉语非常好的孩子，给中医药大学自主招生的政策。

我还要建议，希望国家能够支持民办的书院，成立国学国医的书院，这样就绕开了一套教育体制的束缚。允许办国学国医的书院，书院里就是师傅带徒弟，以人为中心。现在我们培养人才，就是课程教育，课程的标准是教育部定的，大家都按照这个课程去安排请教师，教师是为了完成课程，而不是教师自己想什么，你离开课本不行。标准件，批量生产，流水线，永远出不了人才。书院就是你讲什么，你有什么体会，就这样师传，把它讲清楚。允许民间半国学与国医的教育，打开一条出路，这条路可能会走得更快一些。这是我提的几条建议。

周桂钿：刚才王先生说得也挺好，我简单说一下。20世纪初，民国时期曾经有三个否定中医的思潮，有人提出来要废除中医，后来没有通过。刚解放的时候又有人提出来，说取缔中医，毛泽东、叶剑英这些人不同意，又留下来。90年代又有一批人说中医是伪科学，好像都是打假英雄说的，说中医就是假科学。

这些人我觉得他们都是受西方的影响很深的，谈不出什么问题。现在看来中医之所以有这么强的生命力，怎么打也打不倒，是因为社会需要，中医确实有它的意义，把中医打倒了老百姓不干。

中医跟中国文化的命运也是相连的。比如说民国时期先是批判儒学，包括鲁迅在内；然后到解放以后，有人就用马克思主义指导思想批判中国文化，主要是针对儒学。现在中国的核心文化很重要的就是儒学，但是所有的文件里没有用过儒学这个词，就说中国文化。有人说很荒唐，怎么搞国学版？反对国学的学者还是不少呢，学马哲的这些人都在反对国学，真正搞国学的都是搞中国文化、中国哲学的这批人。包括一些学中国历史的，支持国学的还是少数。卫生部那些领导人都是留学回来的，有一些中医在那里当助手，根本没有实权。非典的时候有一个医院没有死人，他来北京作介绍，要他用西医的方法来解释这个事，解释不了，不接受。人民医院死了很多人，要他们用中西医结合的方法来治疗，他们不接受。报纸上讲什么什么医疗事故都是讲中医的，很少有讲西医的，实际上在北京西医院一天至少好几千起事故。

我以前看过一个信息，说法国巴黎很高的误诊率，他们还很认真。我们认为我们北京的误诊率绝对更高一些。但是他不说，现在媒体也是这样，都是登中医怎么有毛病，西医的毛病不敢登，好像在他那里死了很正常。

现在我对薄大夫的这个沙龙主题非常感兴趣，很多话我说不出来，他做出来，我很赞成。在中医教育上做突破口，因为这个是它的弱点，这个突破以后，整个中国文化就翻身了。目前这个教育很不正常，出国的人那么多，为什么都要学美国的？像日本文化、日本历史，是日本所有本科生的必修课，但是中国没有这样，从五门到七门，没有中文、历史。我们上高中的时候还学，一个朝代一个朝代学下来，现在取消了，就变成几个专题，我学生在那里编这个。还有不是他当家，是叫他怎么编他就怎么编，就编成这样了，很不正常。

应该说中国文化到了最危险的时候了，需要救亡。现在应该是文化救国。

牟钟鉴：我说几句，首先我表示很认同薄大夫的这些理念。我是作为一个病人，来接受薄大夫的治疗，同时他的很多文化理念对我也有很大的启发，今天讲得很精彩。王先生、周先生讲得都非常好，我也都认同。我也不想多说了，我就是写了这么一个提纲，我简单说一下。

我专门讲了一个问题，搬开压在学生身上的英语必修的这块大石头，作为中医教育的突破口，我们用点儿力量，不要一下子战线拉得太长，且说这个形势随时在发生变化。最近我听到的习近平有一个讲话，说中华文化是中华民族的灵魂和根。这是领导人的讲话，很重要，因为他是最高的讲学者。我们应该有这样一个信心。

第一点，中国教育中英语必修是世界大国中唯一的特殊现象，没有另外任何一个国家如此。这一点上法国人是高度重视他自己的母语的，你用英语和法国人交谈，他懂但他不和你交谈，你必须说法语。

王殿卿：在韩国，韩医必须会 2300 个汉字。中国做不到。

牟钟鉴：第二点，几十年来英语必修带来的恶劣后果我列了七条。

第一，学生从小就在心里种下了崇洋媚外的种子，没有中国心。

第二，学生轻视母语的学习，民族尊严受到伤害，民族的根与魂被动摇，而且这个母语必须要示范，还要懂得文言文，中华文化的传承才不会中断，不能靠白话翻译，不能嚼饭喂人，我们新一代的知识分子应该有这个能力，直接面对中华原点，这是第二。

第三，占据了大量的专业学习时间和精力，尤其是中华人文社会科学专业教育质量不能提高。相关专业的优秀人才被英语考试拒之门外，损失了一大批有前途的人才。我在民族大学教研究生、博士生，专业考试非常优秀，面试的时候这个人是非常有前途的人才，英语差几分，就给卡掉了，很多英语过关，但是专业水平平平的人进来了，我非常痛心。

进来的人为了应付英语的考试，投入了大量的时间和精力，学一门外语是可以学会，但是必须得投入大量的时间和精力，因为你没有语言环境。专业考试可以对付，要合格比较容易，这样的话专业的质量就下降了。

第四，学生毕业以后运用英语从事社会事业的是少数，而大学期间多数人把青春和精力消耗在没有发挥作用的英语必修的时光里，造成了生命、人力、物力的巨大浪费，这个浪费是无法统计的。

第五，在专业晋升晋级的制度下，英语成为敲门砖，门一开就扔掉了，于是有多种潜规则流行。老师考试不论哪一个专业，必须把英语考过了，才能成为副教授、教授。怎么办呢？一个是参加学习班，赶快训练；一个是用英语考试学校里可以出题，可以找关系，潜规则，大家觉得他挺可怜的，想办法叫他过，过了以后敲门砖就扔了，基本就是这个状态。

第六，在幼儿教育阶段就开始英语必修，成为一块大石头，摧残儿童身心，使儿童不能活泼健康地成长。薄大夫的女儿就说了，好多幼儿园就是双语教育，好一点儿的一个月9000块，家长的负担也非常重，孩子身心受到摧残，怎么能这样呢？

第七，英语必修严重妨碍国学和中医教育质量的提高，颠倒课程的主次，成为中华文化的绊脚石。

第三点，英语必修导致的恶果很严重，而且相当顽固，危害极大，必须花大力气给予消除，这个事情必须要做。建议采取以下五条措施。

第一，取消全国职称评定和高考中的英语必修，改为多语种、少数民族语言的选考。如果你是中国文化专业这个范围内的考生，你考汉语就行了。我在民族大学，大学里有很多人说哈语、维语，你就得懂维语、哈语。我们少数民族的老师很有意见，为什么少数民族语言不能够作为一门重要的语言成为必修、必考呢？为什么非要其他的语言、外国的语言呢？所以我们民族大学就两年职称评定可以选少数民族语言，后来就取消了。你学英国文学的，你英语说不好是不可以的。应该是根据专业的需要来选择语言，这是第一。

第二，大、中、小学里英语必修改为选修，课时不得超过主要专业课和基础课。300课时这个不行的，课时不能超。

第三，在幼儿教育阶段不提倡学习外语，而要提倡中华经典诵读。孩子的记忆力是最强的，你不让他背这个他背广告词，他背起来不费事的，琅琅上口，他觉得是个美事。

第四，在中华文、史、哲中，加强中华经典和古汉语训练，使学生直接面对中华原点，具有传承中华民族文化的能力。十八大提得很清楚，我们要建立中华文化的传承体系，我们有很多好的东西，不需要再去找另外什么精神了，但是这个东西往往流于空谈，没有人去落实，空话误国。

第五，在各专业领域培养一定数量的、既精通专业又熟悉外语的人才，并且送出国塑造，以便于中外交流和更好地了解世界。我们不是保守，不是关起门来搞国粹，而是应该有这样的既懂专业又懂外语人才，这方面的人才是很需要的，应该有计划地培养，不是全民学外语能够承担得了的。我有一个学兄，他比我大五六岁，他是北大西方哲学专业的研究生，文革以前的研究生，后来做了教授，他的英语有相当的基础，又是搞西方哲学的，他到英国去访问，在英国呆了两年，回来以后跟我讲，他在英国两年有那么深厚的基础，他对英国人用英语讲英国哲学，对方只能听懂一半，他说太难了，太难了。

后来我想这可以理解，我是中国人，我也懂汉语，一旦讲到比较专业的我就听不懂了，真的是，所以必须有专门的人才来做这件事情。因为中国开放了，走向了世界，所以这样的人才需求量是比较大的，需要有一批。我们可以更主动地去建议，免得说你们这些人都是保守落后的，我们不是这个意思，而是真正为了国家的发展。我就提这么几点。

刘云霞：真的是提前没准备，我今天主要是来学习的。现想现说吧。我是 80 级的，北京中医药大学中医系中医专业的。

当时我们入学的时候学校里面有 77、78、79 三届学生，我们算是恢复高考后的第四届，也是应届毕业生比较纯粹的一界，77、78 级大部分都是插队的，79 级里有一部分是复习的，80 级的基本上都是应届生。

当时我印象最深的，是去图书馆，或者去书店买了很多中医方面的书，很多都是对古籍整理后的书，都是简装的小册子，很便宜。那段时间是中医有点儿复兴的一个阶段，大家很兴奋，包括老前辈也在那里整理古籍方面的书，出简装的本，供大家学习用。

我们入学的那年，1980 年，我们学校当时的录取分数线与北医是相当的，大家对中医药大学还充满着希望。当然我们到毕业的时候，也是中医药大学建校以来，应该说是分配方案最好的一届，我们的毕业方案是最好的。当时我们大学校长是王永炎，他说过一句话，他说你们的毕业方案是空前绝后、最好的一次。当时我们的毕业方案是我们的第一志愿——我想去哪就直接分配到哪，不经过省里的二次分配。我的同学有分到福建的，比如上泉州，直接就发到泉州，不通过福建省是这样的。

经过了多少年以后，2007 年我儿子考大学的时候，考的是北京外国语大学，在我们入学的时候，北京外国语大学和北京中医药大学是同等的，录取分数线是同类的，但是到了我儿子再考大学的时候，2007 年，北京中医药大学的录取分数线已经比北京外国语大学的低了 100 分。北外分数那么高，怎么造成的？我想跟就业很有关系的。北中医这么多年来录取分数线一直在下滑，怎么造成的？我想跟它的社会需求有关。需不需要医生？需要，需不需要好的中医？需要。但是社会给这些中医的待遇是很低的，一个北外的学生本科生毕业以后，他的就业率非常高，他们很受欢迎，收入也很高，据说排在前几名，可是北中医毕业的学生根本分不出去。

社会上对中医人才的浪费，也造成了中医人才的流失。关于学外语，我们在上大学的时候，很多人选修的是日语，因为我们入学的时候，我们的外语是不算分的。我们考试外语只占30%，很低的，所以很多人没怎么去学，精力就不放在英语上，而是学其他主要的科目。当时鉴于中医界跟国外联系最多的是日本，我们学日语的人数就很多，而且学校里专门有两个班的学生来学日语，两个班的学生学英语。

那个时候我们学外语所投入的精力应该说不是太大，我一直说北京中医药大学不重视外语教育，我们在学校时就是这样，我们能通过了就可以了。但是对外语的重视程度是随着时代的推移越来越增加的，我带的研究生有一个是差一点儿就没拿到学位，就是因为他的英语差一点儿。但是这个学生绝对是中医的天才，非常非常棒的一个学生。最后是由于我们学校可能有一批学生会拿不到学位，学校就把英语的分数往下降了，这样他才拿到了学位。

我是1985年毕业的，我们有一批同学现在都在美国，在英国，都在国外生活，在国外开诊所。很多人都是转了一圈，出去了以后先学别的，比如实验室之类的，绕了一圈又回到起点，又靠自己老本行在生存，现在生存得还不错。

这些年我也出去得不少，德国、瑞士、美国，工作、讲学都有。我经常听到的一句话是，过些年再学中医不是回中国学中医了。你们都得来美国，来欧洲学中医了，很多人都这么说。通过在国外工作的经历我感觉到，在国外有一个纯粹的中医环境。我在瑞士工作的时候非常有体会，你能潜心用中医的知识、中医的技术来治病。但是在国内，我是东直门医院的，呆了快三十年了，我管病房，在病房里我深有体会，你光用中医在三甲医院里是没法生存的，必须要有跟得上的西医基础，因为牵扯到很多事、很多的问题，必须要用西医。

现在英语教育在学校里面很有氛围，可能是因为前些年中国的经济跟美国的经济相差得太多，跟欧洲的经济也相差得太多，很多人都希望我有这个技术，我能出国到国外生存，那样我就能挣很多的钱，我能生活得更好。第一次出国感觉很明显，在德国，我一个月的工资相当于我在国内一年的工资。所以这种诱惑造成很多中医人才走了，去国外了，这种情况持续了很多年。

最近这三四年，我们医院有一个情况跟过去不一样了，因为我们在德国有一个点儿，我当年出国的时候是拔了优秀再优秀派出去的，现在则是天天做工作，你去吧，支持科室的工作，你一定要去，否则那个点儿就支持不下去了。我去德国工作挣的钱没有在国内挣得多，现在是这么一种情况。当初两边经济有差别，那边挣那么多，生活条件那么好，国内那么穷，也是造成很多人玩命学英语的原因，因为只有学好英语我才能有条件出去。

我经常在想，中医是根于我们中华民族的，我们培养那么多的中医人才，我们服务的对象是广大的国民，而不能说我们教育达到的目的是为了培养一个双语人才而去服务于世界，这是第一。第二，长时间的英语教育，确实是使国人的儒学思想丢失得非常非常严重了，这体现在方方面面，人们的价值观、人生观等等，大家也都看到了，我就先说这些。

牟钟鉴：你说得很精彩，很好，这些情况我们都是不太了解的。

张红林：我也说说我的经历。我是2000年上的同等学历硕士生，到2003年非典的时候我毕业。这三年的时间，我时间、精力的分配是这样，学术论文我用半年就写完了，那两年半就是为了同等学历外语考试。我当时三十八九岁，那个年龄是最好的时候，如果把三年的时间放在真正的学术上该多好，所以那个两年半的时间用在外语考试上，是极大的浪费，那是我觉得特别可惜的一件事。

虽然我的专业我只用了半年的时间，但做得很漂亮，我们在学术钻研方面确实能做出东西来，但是这三年却是非常忙碌，非常忙乱，就是因为外语。

同等学历的外语考试据说是最难的一个考试，这是一个非常奇怪的事情，专业都没问题，怎么卡人？就是要从外语上卡。这是我亲身的体会，我最好的年华被浪费掉，这是非常伤人的。

我们中医发展到现在，为什么有很多的困惑和迷惑，我也进行了一些思考。我觉得在建国以后，中医的第一次分化是在50年代，分中医系和中药系。五六十年以前，已经注定了中医有个问题要出现。什么问题呢？拿我自己来说，因为我是中医系毕业的，到现在为止我也不太会认药。我爱人是中药系毕业的，我跟我爱人结婚以后，去同仁堂我才知道茯苓是什么样子。中医系的人不认药，中药系的人不会看病，最后会形成什么？就是理论和实践的分家。如果现在中医离开大城市，这个人就废了，遍地是草药，但他不认识。

学中医的人不会认药，离开城市是废人一个。学中药的人不看病，这个药是干什么用的他们也不知道。中药系的人也要生存，药是为看病服务的，如果不能看病，他就只能研究成分了，这需要大量的时间和金钱，所以中药系是中医院校里花钱最多的一个系，他们现在已经细化到分子、成分啊这些东西了。

中医系的人因为不会认药，那他干什么？他不看病，就去研究。你要谈论中医的东西，能谈出东西来的是针灸界的人，中医系的人谈不出来，中医、西医名词混着用。搞针灸的人是能谈中医的人，因为他的理论和实践是相结合的，我一针扎下去没有效果，我就要从理论上分析，然后再实践再分析，就这样把理论和实践相结合。

所以中医50年代的第一次分化，导致现在中医也不行了，中药也不行了，只有针灸人才还是硕果仅存。这是第一次中医的分化。

第二次是在80年代，中医局成立以后，我们有个同学当时在中医局，那时候消息比较多。他们讨论中医往哪里发展，是搞科研，还是临床，反复论证，最后就定在搞科研上了。所以从80年代开始搞科研，一直到现在。如果当时定的是搞临床，那么现在这么多的病，治疗的进度方面绝不是现在这个局面。

第三次就是现在，领导层、人才层基本都是搞科研出身的，所以已经从体制上确立了科研，这是我们危机感最强的一个地方。他就是搞科研出身的，他不可能再把自己的科研优势去掉去搞别的。如果他没有了自己的专业优势，也就没有了他的领导优势，这就是我深感焦虑的地方。

这几年评职称，评了三四年了，我就发现有些人就是认为不搞科研就是错的，他们就是搞科研这么成长起来的，就像我们是看到老先生治病成长起来的，所以我们认为治病是对的，搞科研是不对的。

牟钟鉴：而且搞科研还要看你在哪个科室、发表了什么。

张红林：那都是细节了。

刘云霞：现在，你这个医院、你这个大学每年发 SCI 的文章能发多少，这也是评价这个大学档次的一个非常重要的评价点。所以这样就造成了大学的校长就会压着这些大学的下面的附属医院，大家都发 SCI 的文章。要发文章，你就得弄课题，从根上往下走，这样的教育体系造成了现在这么一个结果，现在 SCI 已经把大学的校长逼疯了，各个大学都在发 SCI 的文章。

现在的中医是面向世界，还是面向国人，如果说只是面向世界，你没有好的水平怎么面向世界？我接触的美国的同学、英国的同学，包括德国的、瑞士的那些朋友，他们搞中医搞得已经很专业很好了，你自己的中医专业水平要是到不了一定的深度，怎么面向世界？真的要出国留学学中医了！这句话真的不是耸人听闻的。

周桂钿：把论文作为一个标准，也是逼着有一些校长都去抄袭，这不是很荒唐的事？

牟钟鉴：不仅把你们的治疗给边缘化了，也把教学给边缘化了，而且把科研本身也边缘化了。

张红林：专家体系都是搞科研的，因为他们成才快，所以现在最大的问题是机制的问题，就是这个机制，你很难改变。他们都是好人，都是非常专业、敬业的人，但是一个主张出现问题，他们不犯错误他们下不来。而且他们会把自己的学生不断地补充到这个层里来，这是非常难改变的事情。

怎么办呢？通过我自己的学习与体会，第一是读原著，包括读古文，中医的古书里面，人的生理两千年来没什么变化，中医理论仍然适合现代人，这都是古书里说过的东西。因此就读原著，原著需要古文，需要中国文化，所以读原著以后，可以把中医的传统东西找回来，治好病。当你把所有的病治好以后，所有的知识结构就会自我建立。

英语和其他外语在中国最有用的是口语，出去以后我们不是为了写，我们是传播者，口语对我们中医是最有用的。至于说我们给他写英文，这不是我们的特长。真正在国外用外语，是先用口语，然后才是书写，我们中国现在的英语培训也是，从语言学习上都不对。我们去意大利的时候，那个人在中国语言学院学了四个月的中文，他回来就可以讲课，用中文跟我们交流，但他写字写不出来。后来才发现，国外学外语就是以说为主。

要说起来，其实中医是特别好的东西，有些西医治不了的病，中医能治，病人是全世界的。中医是一个特别有发展前途的专业。但是我们面临着一个问题，其实我们现在产生的乱象跟国外的某些势力有很大的关系，外国的势力虽然在政治上、经济上给中国捣乱，但他真正布局是在医药上布局。我不知道中国的领导层有没有认识到这个问题，为什么一来打假医假药都是中医药。

80年代的时候，很多外国人到中国来考察中医，他们说外国的药品不良反应太大，中医药是天然的。当时我们没有体会，现在信息发达了以后才发现，凡是一说死人的，基本上都是西药的不良反应，但是他用公关抹掉。中医、中药一有点儿错，最大的错就是认为引起肾衰竭，而且是慢性的、长期的肾衰竭，这到底是不是中药引起的都是两说的。

其实西药的不良反应与中药的不良反应相比差的不知多少倍，但是为什么要夸大中药的不良反应？就是用中国政府之手，把中医、中药打压掉，然后让西医、西药进来，这是最大的经济战略，中国领导层就没有意识到？而且这么多年就打压中医、中药，而且现在要上刑法了，只要是没有批号的就是假药，一有假药，上来就上刑法。从世界水平来说，假冒伪劣产品，只要不造成后果就没有什么，不太负法律责任，只是行政处罚，只有中国对假医假药一来就上刑，没有批号的药就算假药。中国几千年的文化积累都没有批号，用了就马上抓你，用国家的手段打压中医药，这是世界上没有过的。

牟钟鉴：你说的这个太重要了，确实没有几个人有你这个意识。那是非常精心设计的一个战略，我们没有意识到这个。

张红林：为什么现在打压中医药，就是把中医药消灭掉以后，十三亿人口全用西药，那个钱就花得海了去了。

牟钟鉴：西方有意来推动这个。

周桂钿：我说一些我的事，我去做心电图，心电图的机器用了好几个，很多不同的医生都说我大面积心肌梗死，抢救过三次，我写了一篇文章，"三次心电图危机引出的哲学思考——再谈科学需要辩证法"，根本没有心肌梗死，心电图却显示大面积心肌梗死，把我们系很多教授都吓坏了。这是一个。

还有一个，从那以后，我再也不检查身体，八年没检查身体，一直都在工作。去年 5 月 28 号检查身体，一检查其他的都正常，就是血糖高了，就按血糖来治，吃降糖药的过程中，我发现我的视力大幅度下降。我问过很多医生，包括同仁医院、北医医院、二炮总医院，他们都解释不了。我血糖降低以后视力就下降了，他们解释不了，这都不算误诊？我的问题到现在都没解决。有一回吃药，转氨酶升高了，升到 500，后来我女儿说是我吃药吃的，把药停了一个多礼拜，大概有 10 天左右，转氨酶就正常了，完全就是西药造成的。后来我看说明书，上面说这个药在日本部分患者中出现了肝肾功能的损害。

我如果把看医生的经历写下来，也可以写成 12 万字的小册子。我写出来没地方出版，没地方发表。西医我接触得很多，他们有一些博士生，是很没有人性的，这些人怎么能看好病？他把你当作机器，只是看病，没有人文关怀，这样看不好的。所以现在我觉得这个事情太不好办了，阻力很大。